/名/老/中/医/私/房/课/

儿童脊柱健康

147讲

陈小砖 原晓强 主编

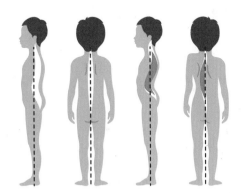

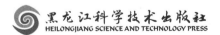

黑龙江科学技术出版社

HEILONGJIANG SCIENCE AND TECHNOLOGY PRESS

图书在版编目（ＣＩＰ）数据

儿童脊柱健康 147 讲 / 陈小砖，原晓强主编 . -- 哈
尔滨 : 黑龙江科学技术出版社 , 2023.8
（名老中医私房课）
ISBN 978-7-5719-2099-9

Ⅰ . ①儿… Ⅱ . ①陈… ②原… Ⅲ . ①小儿疾病—脊
柱病—中医治疗法 Ⅳ . ① R274.915

中国国家版本馆 CIP 数据核字 (2023) 第 147659 号

儿童脊柱健康147讲
ERTONG JIZHU JIANKANG 147 JIANG
陈小砖　原晓强　主编

出　　版	黑龙江科学技术出版社	
出 版 人	薛方闻	
地　　址	哈尔滨市南岗区公安街 70-2 号	
邮　　编	150007	
电　　话	（0451）53642106	
网　　址	www.lkcbs.cn	

责任编辑　孙　雯
设　　计　深圳·弘艺文化　Hongyi Culture

印　　刷	哈尔滨市石桥印务有限公司	
发　　行	全国新华书店	
开　　本	710 mm × 1000 mm　1 / 16	
印　　张	11	
字　　数	160 千字	
版次印次	2023 年 8 月第 1 版　2023 年 8 月第 1 次	
书　　号	ISBN 978-7-5719-2099-9	
定　　价	45.00 元	

PREFACE

近年来，随着平板电脑、智能手机等电子产品的广泛普及，我国少年儿童脊柱问题的发生率呈上升趋势，这不仅会影响他们的形体姿态，对身体健康造成不良影响，还可能会给孩子带来心理负担，严重影响心理健康。

现在危及人类生命的很多种疾病都被认为是免疫功能障碍所致，中医学将免疫功能称为"阳气"，分布于脊柱背部的督脉是"阳脉之海"。脊柱损伤不仅是脊柱存在病变，而且脊柱椎体小关节紊乱也会导致脊神经受压，诱发诸多内科疾病。脊椎错位，则督脉受阻，阳气不彰（免疫功能下降），日久可导致危及生命的病症。因此，健康的脊柱才能保障人体的健康，也是儿童健康成长的根本。脊柱问题是一种常见病、可预防疾病，却由于重视程度不够，对少年儿童的健康造成了巨大危害。因此，脊柱健康的科普在今天显得尤为重要。

值得注意的是，根据中华预防医学会脊柱疾病预防与控制委员会前期流调数据，结合权威杂志、国内专家共识，预计目前我国中小学生发生脊柱侧弯人数已经超过 500 万，并且还在以每年 30 万左右的速度递增。脊柱侧弯已经成为继肥胖、近视之后，危害我国少年儿童健康的第三大疾病。本书详细介绍了脊柱的生理结构和功能、儿童脊柱的生长特点、儿童脊柱健康饮食调养原则和必需营养素、儿童脊柱健康保健操。本书还提出了儿童脊柱侧弯的自测方法，让家长们有据可循，及早发现孩子的脊柱问题，尽早干预治疗，积极康复锻炼，为孩子的脊柱健康打下基础。除了一部分先天性发育异常，儿童脊柱问题多因脊柱周围肌肉力量薄弱引起，为保障少年儿童脊柱正常发育，除了要纠正孩子的日常不良姿势，还要让孩子多参与运动，锻炼腰背、腹部核心的肌肉群，增强脊柱活力。

本书针对少年儿童脊柱高发问题，如脊柱侧弯、腰背痛、强直性脊柱炎等，提出了对应的预防和治疗方法，供家长们参考。在此强调的是，少年儿童是祖国的未来和民族的希望，针对少年儿童的脊柱问题，我们一直推崇无痛无创、无毒副作用的"绿色"治疗，传统中医技术如捏脊、推拿、正骨、理筋手法等外治技术功不可没。

说到这里，是不是有很多家长以为"手法治疗不就是按摩吗"？其实不然。手法医学与其他医学有所不同，主要依靠医者的双手，通过点、按、推、揉、扳、摇、牵等技术方法，作用于患者不同的部位，以纠正骨错位，恢复肌力平衡，解除筋膜挛缩，起到通经络、调气血的作用，从而发挥治病保健的效果。《医宗金鉴·正骨心法·手法总论》曰："夫手法者，谓以两手安置所伤之筋骨，使仍复于旧也。但伤有重轻而手法各有所宜。其痊可之迟速，及遗留残疾与否，皆关乎手法之所施得宜，或失其宜，或未尽其法也……一旦临证，机触于外，巧生于内，手随心转，法从手出……法之所施，使患者不知其苦，方称为手法也。"手法医学更像是一门心灵与技巧结合的医学，旨在恢复人体骨筋肉系统的和谐、人与自然的和谐。

还有一些儿童的常见问题，比如儿童抽动症，我们的临床经验发现有案例与颈椎错位相关，很多家长带孩子去看儿科、内科、五官科，吃了一大堆药，结果事半功倍，收效甚微。本书详细介绍了中医技术对颈椎错位型儿童抽动症的治愈经验，受到了广大患儿家长的一致认可。

在这里需要提醒家长们注意，推拿正骨、按摩等方法要遵循医嘱，在专业医师指导下进行。文中涉及的运动康复训练强度及次数仅为参考，实际训练计划需要根据患者的具体伤病及体能情况，由专业人员评定后再制定。

愿每个孩子都能养好脊柱，健康成长！

注：本书为了给读者提供准确的动作指导，部分内文图片改为成人示范。

CONTENTS

脊柱是儿童健康成长的根本

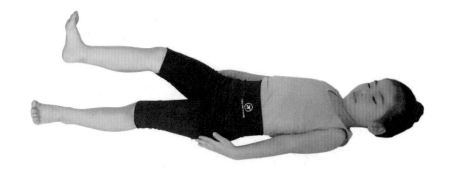

CONTENTS

第二章
捏脊疗法，呵护儿童脊柱健康

CONTENTS

第三章

注重生活细节，保护儿童脊柱

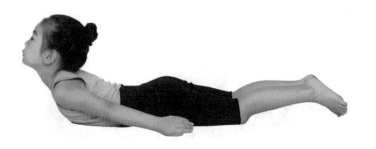

CONTENTS

儿童高发脊柱问题预防和治疗

CONTENTS

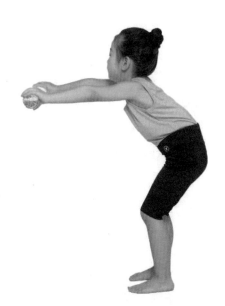

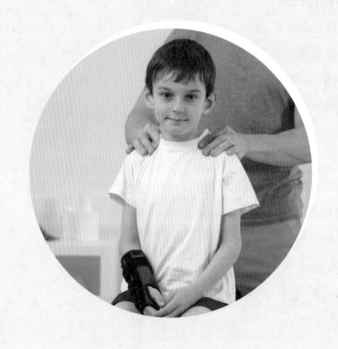

脊柱是我们身体的支柱，

如果把身体比作房屋，那么脊柱就是顶梁柱。

一旦顶梁柱变得脆弱，房屋就很容易倒塌。

对孩子来说尤其如此，如果孩子的脊柱出了问题，

身体容易失去平衡，各种疾病就会相继而来。

因此，作为家长，我们一定要了解脊柱，守护好孩子的脊柱，

这样才能让孩子拥有强健的体魄，健康成长。

第一章

脊柱是儿童健康成长的根本

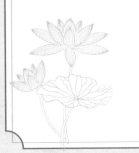

01 脊柱的结构与功能

什么是脊柱？有的人或许会说，"不就是我们后背上的这根脊梁骨吗？"其实这种说法很不全面。因为脊柱不仅仅是根骨头，还包括韧带、椎间盘以及椎管内的脊髓等。如果说脊柱是钢筋，那它周围的肌肉、韧带、筋膜等就好比是混凝土，它们同心协力，共同浇铸成了我们生命大厦的主梁。

脊柱的结构

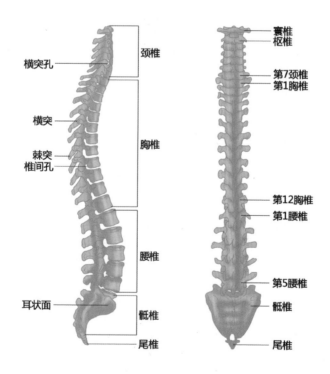

脊柱的组成部分

从正面看，脊椎位于我们人体的背部中央，就像一根中轴。在脊椎分五大部分，即颈椎、胸椎、腰椎、骶椎和尾椎。其中，颈椎有7块，胸椎12块，腰椎5块，骶椎5块（成年以后长成一块骶骨），尾椎在幼年时是3～5块，在成长的过程中也会渐渐长成一块尾骨，所以婴儿一出生时脊椎应该是32～34块，而成年人是26块。在这26块椎骨中，最为重要的是三个部分，即颈椎、胸椎和腰椎。

当然，在这根庞大而复杂的脊椎上，并不只是这26块椎骨在起作用。它们还要借助椎间盘、前纵韧带、后纵韧带、棘间韧带、棘上韧带等的连接，才能够前后左右扭曲，牢牢固定在我们的身体里，成为支撑身体重量的"顶梁柱"。

尽管脊椎骨形态各异，但基本都是由椎体、椎弓、椎突三部分组成，还包括相关肌肉、椎间短韧带以及椎管和脊髓。椎体主要用来承受椎骨的重量，由颈椎开始向下逐渐增大，呈现出不同形状的圆柱。椎弓短而细，呈弓形，主要连接椎弓根和椎弓板两部分。每一个椎体和椎弓围成的孔称为椎孔。椎突是由椎弓上发出的，分有棘突和横突。肌肉主要分布在脊柱背侧，可发动和承受作用于躯干的外力作用。椎弓间韧带处于相邻椎骨的椎弓之间，由弹性结缔组织构成，有很大的弹性，呈黄色，故又称黄韧带。椎管可以连通颅腔和骶管裂孔，除椎间孔外，周围均为韧带所封闭。脊髓是中枢神经的一部分，位于脊椎骨组成的椎管内，呈长圆椎状，全长41～45厘米。

每一节椎骨与相邻的椎骨之间都是通过复杂的关节、韧带、椎间孔以及椎间盘相互连接的。椎间盘就仿佛是脊椎缓冲压力不可缺少的"海绵垫"，它的秘密其实埋在中央，那里有一种弹性极强的胶状物。这种胶状物中80%是水分，所以它可以像果冻一样随着外界的压力而改变位置和形状。为了不让这些"果冻"四处滑动，在它的四周还环绕着厚厚一层纤维，纤维环就像桶箍一样，牢牢地把"果冻"锁在最里层。因为一旦这颗"果冻"溜出纤维环，就会压迫到从椎骨中央穿行的脊髓神经，产生各种令人痛苦的症状，比如常见的椎间盘突出症就是这样产生的。椎骨之间的其他小关节、韧带也同样有可能在我们每天的行动中发生各种损伤。

而在脊椎两侧另有脊髓分派的31对脊椎神经，包含颈椎神经8对、胸椎神经12对、腰椎神经5对、骶椎神经5对和尾椎神经1对。脊椎神经支配着身体四肢的运动和感觉，并延伸至身体的各个器官。当我们跑步时，需要脊椎神经控制；在床上翻个身，坐着跷腿，甚至点头、摇头，都需要脊椎神经的支配。

我们的头、颈、肩膀，如同树枝一样，它们与脊椎这根主干是一个不能分开的整体。头和脊椎从我们还是胚胎那么小的时候就已经连为一体、共同生长了。所以，脊椎的姿势会直接影响头部，而头部的活动也直接影响脊椎，影响全身功能。连接头与脊椎的是我们的颈部，如果姿势不当，例如习惯头部向前倾、下巴过分内缩、肩膀耸起等，都会造成颈部肌肉紧张与僵硬，长此以往，不但肩膀会感到疼痛、麻木，甚至整个背部都会感到不适，以致全身健康水平下降。

脊柱的生理弯曲

从侧面观察脊柱，可以见到脊柱呈"S"形，有四个生理弯曲，即颈曲、胸曲、腰曲及骶曲。其中，颈曲和腰曲向前突出，而胸曲和骶曲向后突出。这样的曲度，使得脊柱如同一个大弹簧，能对剧烈运动或跳跃时所产生的震荡起到缓冲的作用，加强姿势的稳定性，防止颅骨和脑部受到损伤。

如果脊柱弯曲异常，就会出现以下几种情况：一是脊柱侧弯，分左凸、右凸及S形侧弯3种；二是脊柱后凸，即驼背；三是脊柱前凸，其中腰部过分前凸称为鞍背，胸曲消失而且反前凸出称脊柱胸前凸；四是平背，生理胸曲完全消失。这些脊柱弯曲的异常表现，都是因为脊柱失去了正常的生理性弯曲而造成的，是在青少年中最常见的。

而骨盆牵制着脊椎基底，也会影响它的自然曲度。如果骨盆过于往后、过于往前或者骨盆两边一高一低，都会导致长短腿现象的发生，进而使脊椎侧弯、脊髓受到压迫，最终使得与脊神经相连的脏器功能下降。

由此可知，脊椎与身体健康息息相关，如果脊椎发生异常状况或有任何偏移，都会引发相关病症。所以，脊椎的保健非常重要，尤其是孩子，一旦发现有任何异状，千万不可以轻视，必须到医院检查，找出病因，并且要彻底增强孩子身体的抵抗力和自愈力。

脊柱的功能

脊椎是人体的中轴，支撑了我们的身体结构。如果说我们的身体是一所房子的话，那么脊椎就扮演着房梁这一重要角色，具有负重支撑、藏精纳髓、减震保护以及支持运动等功能。

负重支撑

清代医学家钱秀昌说："脊骨外小而内巨，人之所以能负任者，以是骨之巨也。"脊椎不仅承载着我们身体的重量，我们的头颅要靠其支撑，五脏六腑、四肢百骸都要悬挂其上。我们日常生活和工作中的种种活动的都需要依赖于脊椎的灵活运动来完成，比如当我们身扛重物的时候，身体内受压最大的就是脊椎。上下肢的任何一个动作都需要通过脊柱来调节，以保持身体的平衡，所以脊椎中任何一个组织的器质性改变或附近脏器的疾病，都可以是引起脊椎病的原因。毫不夸张地说，如果我们没有脊椎的支撑，别说提拿重物，连最起码的直立行走都是一种奢望。

藏精纳髓

中医认为"肾主骨，髓藏于骨中"，髓包括骨髓和脑髓，骨通过对人体精髓的调控来影响人的生命活动。中医理论著作《难经》也阐述了脊柱、脊髓与大脑通过督脉相互连属。中医学中有骨髓空虚、脑髓不充等病因病机，由此引发的不仅是一些下肢软弱无力、头晕耳鸣、记忆力减退等病症，更为重要的是，人体生理发育迟缓或者早衰也都与骨髓有关。

肾的部位在于腰椎和胸椎之间，肾能接受五脏六腑所传之精而封存之，使津液汽化后滋养和充实着人体之骨，肾功能影响和维持着骨的新陈代谢。大脑通过对脊椎中的脊髓神经进行调节，主导和影响人的生命活动。

脊椎是柔软脊髓的"保护层"，椎管可容纳脊髓。这些脊髓看似简单，但却是人体最为复杂的中枢神经系统（人体的指挥中枢）的组成部分。它在椎管中从颅底一直下行至背部约2/3处，包含神经元和将信号传回大脑的神经束。脊髓每一秒钟都在紧张地工作着，把大脑发出的各种各样的指令传达给我们的身体，让身体能够按照我们的意志来进行活动。

但是，假如我们没有保养好脊椎，甚至让椎骨里面的脊髓受到了损伤，上面的指令传达不下去，下面的情况又反馈不上来，那后果将不堪设想，比如下肢瘫痪、大小便失禁等重症往往都是由严重的脊髓损伤造成的。

正因为脊柱像卫兵一样环绕着脊髓来进行保护，脊髓灵敏的特性和它对身体的重要性才得以更好地发挥。在人体还是个小小的胎儿时，人的脊髓和椎骨就已经开始生长了。但是它们的生长并不是同步的，生长较快的脊髓的下端变细，成为一条尾状细丝，称为终丝。一般脊髓的下端位于人的第一腰椎下缘，腰骶尾骨段神经根从相应的脊髓节段分支出来，在未出相应的椎间孔之前，在椎管内垂直下行，最终成为马尾神经丛。

减震保护

脊柱可以进行一定程度上的弯曲，所以可增加缓冲震荡的能力，加强姿势的稳定性。另外，因为椎间盘可吸收震荡，在我们进行剧烈运动或跳跃的时候，可防止颅骨、大脑受损伤。脊柱与肋、胸骨和髋骨分别组成胸廓和骨盆，也可保护胸腔和盆腔脏器。所以，汪晟在《寿人经》中说："五脏皆系于脊，骨节灵通，均获裨益。"

血液循环

颈椎两侧各有一根椎动脉，椎动脉自颈胸交界处的两侧锁骨发出，经两侧的第6颈椎横突孔向上在颈部的寰枕关节处进入颅腔后和脑基底动脉结合延伸至小脑及内耳。因此，椎动脉和大脑的基底动脉统称为椎-基底动脉系统。椎动脉负责向脑部供血，补充大脑营养，保持大脑的正常运行。当椎-基底动脉供血不足时，会引发眩晕、恶心、呕吐等症状。当椎动脉受压或受刺激发生痉挛时，还会影响到脊髓的供血。

运动功能

古代医家及导引学家认为，脊柱是人体运动的枢纽，脊柱一动全身皆动，其运动方式包括了屈伸、侧屈、旋转和环转等。脊柱各段的运动度各不相同，这与椎间盘的厚度、椎间关节的方向等因素有关。一旦脊椎失去其运动功能，就意味着人们失去了行动的可能。由此可见，我们应随时保护好脊椎，保证"房梁"的坚固性。

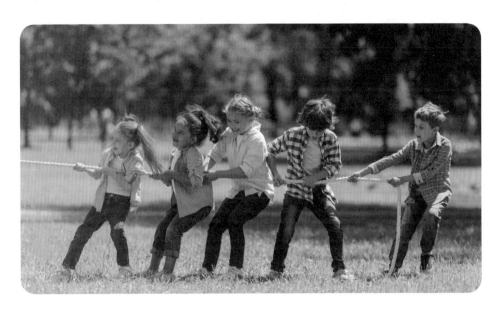

感知传导

脊椎是神经反射的中枢区域，有31对神经从脊椎的两侧发出。人体的五脏六腑及四肢的所有神经末梢最终都汇聚于脊椎区域，神经反射的信号由脊髓来向大脑皮质传达，因此脊椎区域有很强的感知功能。

经常听到有人说自己腰酸背痛，那么痛是从何而来呢？人有感知疼痛的能力，而脊髓作为重要的神经系统，具有感受疼痛和麻木的功能。当疼痛刺激传入脊髓时，每段脊髓会分管身体某一部分的感觉，当大脑皮质收到脊髓传来的信号后，就会根据脊髓所对应的部位判断出疼痛的区域在哪里。但是如果疼痛不但刺激了脊髓，也刺激了脊髓附近的神经元，我们就很难判断疼痛的确切位置了。这就解释了在日常生活中我们有时感觉身体很痛，却说不出具体位置的原因。

生理调节

我们知道，脊椎中的脊髓是人体的中枢神经系统，由脊髓中分布出来的脊神经是周围神经系统，这些神经负责向大脑传达外界信息和身体其他部位的信号，并对身体的脏器、四肢百骸、肌肉、皮肤下达命令，起到调控的作用。它影响着人体各部分组织器官的生长发育，使循环系统正常运转，维持新陈代谢，并起到抵抗疾病、提高免疫力的作用。

脊柱与经络和内脏的关系

中医经络学说认为，人体脊椎部位分布了许多穴位与经络，它们掌管着人体的五脏六腑与健康。如果脏腑发生病变，便可通过经络在体表显现出来。《黄帝内经·灵枢·经脉》中记载："经脉者，所以能决死生，处百病，调虚实，不可不通。"如果经络不通，则会导致气血不和，百病丛生。通过矫正脊椎，可以疏通经络，使气血顺畅，从而消除百病。

脊柱与经络

经络由经脉和络脉组成，经脉存在于机体内部，贯穿上下，沟通内外。由经脉分出的支线是络脉，它存在于机体表面，纵横交错，遍布全身各处。二者内连五脏六腑，外布五官七窍、四肢百骸，沟通表里、上下、内外，宛如一个神奇的网络系统，遍布人体的各个部位，将各部分连接成一个有机、统一的整体。

经脉和络脉还是运行气血、调节人体功能的秘密通路，能将气血输送到全身各个部位，促使人体各项生命活动正常进行。因此，只有保持经络的畅通，才能"行气血"以养机体、润筋骨、利关节，确保人体整个系统的运行顺畅。

人体经络如同火车通行的隧道，如果隧道周围的山体有塌方，就会阻碍隧道的通畅，影响火车的运行。经脉是人体运行气血的通道，假如经脉中气血亏虚或者其本身出问题了，那么在经筋中运行的气血也会被阻滞。长此以往，五脏六腑的营养供应得不到保证，其功能也会受到影响。如果经络不通，会导致阴阳失衡、气血瘀滞；若气血不能濡养全身，就会加速人体衰老，百病丛生。

在我们的脊椎部位，有一条至关重要的经脉，即督脉，它统管着奇经八脉和十二正经，掌管着全身的阳气。

督脉起于长强穴，沿脊椎正中直向上行，并由项沿头部正中线，上行巅顶，沿前额正中、鼻柱正中，至上唇系带处，止于龈交穴，共有28个穴位。在中医理论中，督脉被认为是"阳脉及全身经脉之海"，统督人体一身之气，可调节阴阳、充养髓海。在督脉的28个穴位中，有14个穴位在脊椎附近，因此，治疗内脏疾病的推拿疗法也有很大一部分在背部进行。

督脉与脊椎的关系就像一对形影不离的"朋友"。如果我们的脊椎受到了损伤或发生病变，那么循行脊椎部位的督脉也会受到牵连，出现正气不足、经络阻滞、气血不畅。久而久之，我们身体的阳气就会减弱，导致阴阳失调，疾病便会乘虚而入，从而出现脊椎疼痛。通过按摩脊椎附近的穴位，打通经络，使气血通畅运行，可以调节阴阳，治疗各种脊椎病。

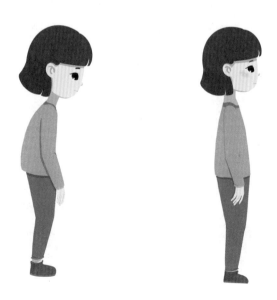

此外，脊椎的两侧还分布着另外一条重要的经脉——足太阳膀胱经，这条经脉的其中一条分支从腰部分出，沿脊柱两旁向下行，很多穴位也位于背部，如风门穴、肺俞穴、心俞穴等。它们不仅能反映脏腑的变化，还可以用于治疗各类脏腑疾病。

通过这些复杂的经络系统，脊椎与五脏六腑相连，如果脊椎发生错位，则脉道不畅，从而将影响全身的经络，导致脏腑的病变。而通过推拿脊椎，比如拿捏背部督脉，可以调节全身气血和五脏六腑之功能，治疗全身疾病。

脊柱与脏腑

在中医理论中，五脏指心、肝、脾、肺、肾，六腑是指胆、胃、小肠、大肠、膀胱、三焦。五脏的作用主要是贮藏精气，六腑的作用主要是消化食物，吸取其精华，排除其糟粕。人之所以能够自由活动、正常地做任何事情，主要就是靠体内各器官和组织的分工与协调合作，只要一个器官出现异常，就会影响到其他器官，进而影响到整个人体的功能。

如果脊椎有问题，就会造成身体器官和组织受疾病威胁。因为人体内把各个器官和组织协调起来的中枢就是脊椎，它里面布满了重要的神经，这些神经向四周延伸，与身体的各个器官紧密相连。脊椎就像控制所有器官的服务器，按照大脑的指令调配整个身体的资源，让五脏六腑有条不紊地配合工作。

上面已经提到，沿着脊椎有31对神经，每一对神经又可以分为躯体神经和内脏神经。躯体神经掌管肌肉、皮肤、骨骼和韧带等，内脏神经则负责管制全身器官。所有的脊神经都负责在大脑与身体各个部位之间传递讯息。

内脏的功能是由交感神经和副交感神经这两套神经系统配合控制的。举个简单的例子：支配胃的神经主要有两种，即交感神经和副交感神经，这两种神经都属于自主神经。自主神经是从脊椎骨中发出的，主要分布于躯干和四肢，担负运动与感觉的功能。因此支配胃的这两种神经就分别负责两种功能，一种是感觉功能，一种是运动功能。从中医学的角度来讲，两者一个阴一个阳，是相互作用的。而对于胃来说，交感神经是起抑制作用的，副交感神经则是起兴奋作用的。也就是说，一旦交感神经受到刺激，胃的功能就受到抑制；反之，当副交感神经受到刺激的时候，胃的运动就会加强。所以一旦你的胃出了毛病，往往就与这两种神经受到刺激有很大的关系，而这个时候，你就必须好好检查一下脊椎了。

在日常生活里，如果我们能够坚持锻炼、运动脊椎，就可以使脊椎两旁的背俞穴气机充盈，从而促进我们的五脏六腑健康，获得身体的健康。

因此，脊椎与脏腑的关系，是内外表里的关系，是相互依赖、相互影响的，同时也表明：内强则外壮，内忧则外患，脊伤则脏变。

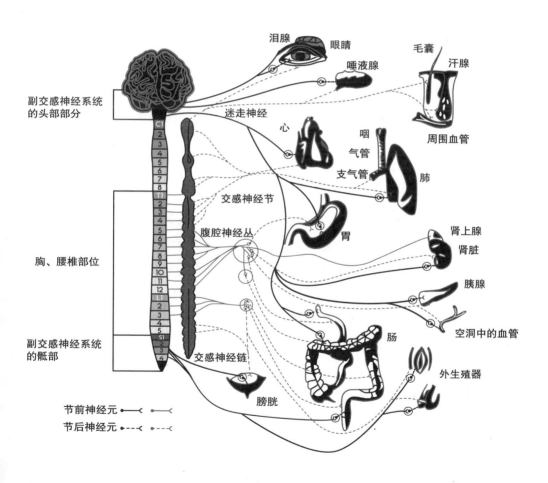

02 儿童脊柱的生长特点

不同年龄段的脊柱弯曲

宝宝出生时脊柱无弯曲，仅呈现轻微后凸。3个月左右因抬头动作出现颈椎前凸出；6个月后能坐，出现胸椎后凸；1岁左右开始行走，出现腰椎前凸出。这样的脊柱自然弯曲，至6~7岁才会为韧带所固定。所以注意小儿坐、立、走姿势，选择适宜的桌椅，对保证儿童脊柱的正常形态很重要。生理弯曲的形成与直立姿势有关，有加强脊柱弹性的作用。椎间盘的继续形成是青春期后期躯干继续增长的主要原因。

10~16岁是人生中第二个生长高峰，脊柱生长得较快，骨骼的钙化和肌肉力量都还处于发育过程，三个生理弯曲还没有完全定型，原本轻微的脊柱侧弯此时会迅速加重。因此，如果这一时期不注意读书写字姿势，劳动时单侧身体用力过多以及缺乏全面体育锻炼等，就会引起脊柱变形。

人的脊柱在不同的年龄阶段，解剖学上有所不同，年龄越小，脊柱软骨成分比成年人越多。同时，软组织，特别是韧带包绕的软组织在儿童及青少年时期具有较大的伸缩性。随着年龄的增长，支柱的弹性和柔韧性逐渐减退。脊柱完全成熟和定型在23~25岁。

骨化中心的发育

儿童脊柱的发育在各个节段是不同的，颈椎椎骨有三个骨化中心（椎体及两个椎弓），颈椎前弓骨化中心约20%的小儿在出生时可用X线观察到，其余的80%要到出生后的第二年看到，椎弓骨化中心在胎儿7周时出现，前弓与椎弓在7岁时融合，后弓3岁时融合。齿状突骨化中心在宫内由2个分开骨化中心形成，第7胎月在中线融合。齿状突二次骨化中心于3～6岁时在齿状突顶部出现，12岁时融合。椎弓向后面融合在2～3岁，齿状突与椎体和椎弓融合在3～6岁。其余椎骨以相似的方式发育，三个骨化中心（两个椎弓和一个椎体骨化中心）在3～6岁时融合，在颈胸椎有5个二次骨化中心（1个脊突、2个横突、2个骨环），在腰椎除了以上二次骨化中心外，还多了2个乳头体骨化中心。

儿童脊柱损伤的特点

成人颈椎的运动支点在颈椎第五、第六椎骨，而儿童由于头占身体的比例相对于成人较大，其运动支点为颈椎第二、第三椎骨，因此增加了儿童上颈椎损伤的概率。随着年龄的增加，儿童头与身体的比例逐渐趋向于成人，青少年的颈椎损伤类型类似于成人。

关节面相对水平，特别是上颈椎，允许过度的前后方向的运动，楔形椎体以及不完全发育的钩突使脊椎半脱位相对容易发生，特别是屈曲力的作用；韧带及关节囊的松弛与周围椎旁肌的未完全成熟，共同导致儿童脊柱固有的高可动性，这些因素使儿童的骨折发生率较小，但是容易发生韧带损伤，无骨折脱位的脊髓损伤比例较高；儿童脊柱髓核含水量丰富，使得椎间盘很像一个减震器，因此脊柱能有效地负载，水分含量出生时为88%，到12岁时80%，70岁时70%，水分大量减少，使椎间盘的弹性减弱，随着椎间盘的成熟，垂直负荷集中于椎体终板边缘，这些就解释了儿童的终板骨折及许莫氏结节的高发生率，而成人则以骨质损伤为主。

03 儿童体格发育特点和标准

儿童骨骼发育在不同的阶段也有不同的特点,骨骼发育对孩子的身高、体重等多方面都起着非常重要的作用。

儿童骨的发育特点

骨发育快速期 (0~2岁)	此期间是骨骼快速发育的时期
骨发育减缓期（男孩2~12岁，女孩2~10岁）	此时是骨营养储备期。此期间的骨骼生长相对稳定均匀，正常生长速度应为每年5~7厘米，若小于4厘米则有必要对骨发育状况进行调整。此期间骨骼营养的充分储备对后期骨骼加速生长的意义重大
骨发育加速期（男孩12~16岁，女孩10~15岁）	此时是骨营养消耗期。青春期男孩可长25~28厘米，女孩可长23~25厘米。在有限的生长周期内提高骨骼生长质量、加速骨骼生长，或给予骨骼生长的充足营养、延长生长周期，可给予骨骼生长更大空间。此期间骨骼营养的充分供应能加速骨骼生长，营养供应不足将影响骨骼的正常发育

儿童身高的发育特点

儿童的身高增长是持续的、动态的，虽然长得有高有矮、有快有慢，但多数在生长过程中还是有规律可循的，所以家长不能只关注某次的身高测量值，还要看儿童是否按照一定的速度增长。

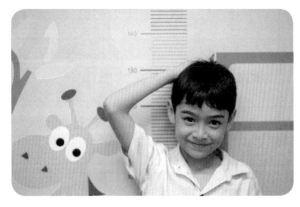

例如，尽管儿童的身高还在正常范围内，但近一年的增长速度已经明显下降，也是在提示儿童成长速度放缓。

儿童身高增长的一般规律

年龄	身高增长速度
婴儿期（0~1岁）	平均生长25厘米，1岁平均身长75厘米
幼儿期（1~3岁）	1~2岁平均生长10~12厘米，2~3岁平均生长7~8厘米
学龄前至青春期前（女3~10岁，男3~12岁）	每年生长5~8厘米
青春期（女10~13岁、男12~15岁）	身高猛长持续约3年。女孩每年增长8~9厘米，整个青春期长25厘米；男孩每年增长9~10厘米，整个青春期长28厘米
青春后期（女13~16岁、男15~18岁）	身高增长缓慢，每年2~3厘米

《黄帝内经》描述儿童生长发育过程

《黄帝内经》阐述了男孩与女孩在儿童和青少年期各个阶段生长发育的特征。

男孩成长，以"八"为律

《黄帝内经》中讲："丈夫八岁，肾气实，发长齿更。"即男孩到了8岁的时候，肾气开始充实，头发茂盛，牙齿更换。男子肾气充足的一个表现就是头发乌黑浓密，八岁后男孩子的头发生长较快，这是精血充盈的表现。另外，乳牙开始脱落，换成新牙。

"二八"，即16岁，《黄帝内经》中讲："二八，肾气盛，天癸至，精气溢泻，阴阳和，故能有子。"天癸是一种主宰男子生殖能力的基本物质。男子16岁时，肾气充盛，精子已经发育成熟，骨骼也在不断发育，饭量增加，此时是身体生长发育的高峰。

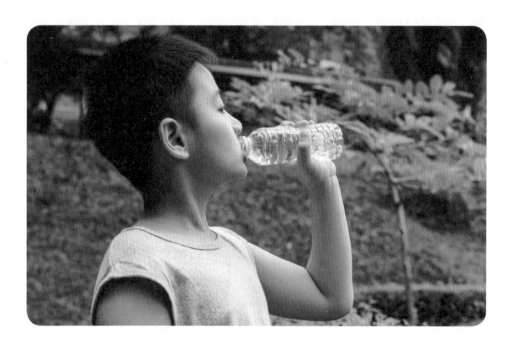

女孩成长，以"七"为律

"一七"，即7岁，《黄帝内经》中讲："女子七岁，肾气盛，齿更发长。"即女子到了7岁的时候，肾气开始充实，头发茂盛，牙齿更换。女子肾气充足的一个表现也是头发乌黑浓密，七岁后女孩子的头发生长较快，这是精血充盈的表现。另外，乳牙开始脱落，换成新牙。

"二七"，即14岁，《黄帝内经》有云："二七而天癸至，任脉通，太冲脉盛，月事以时下，故有子。"天癸是一种主宰人类生殖能力的基本物质。女子14岁时，肾气充盛，大多数女孩已经来月经了，骨骼也在不断发育，对营养的需求量也在增加，此时是身体生长发育的高峰阶段。

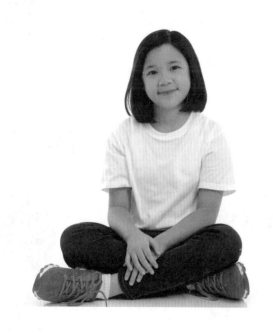

04 儿童脊柱畸形自测

看左右肩部高度

人的肩形不一样，有的人肩比较方，有的人肩比较溜，但两侧肩线应该是对称的。如果肩线对称，说明胸段脊柱没有问题。若是出现了明显的"一肩高一肩低"，就可能是脊柱侧弯的表现。

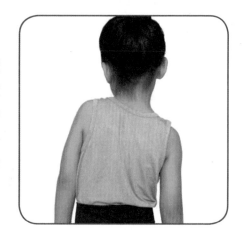

看背部、肩胛骨平整度

如果儿童脊柱出现问题，将导致两侧肩胛有高低，且不在同一个平面。这是由于腰大肌的不作为导致椎曲紊乱，胸椎一旦出现侧弯，颈椎及胸椎附着的肌肉会失衡，引起颈曲紊乱，维持正常颈曲的肩胛提肌、斜方肌及两侧斜角肌易出现不对称，导致胸廓变形、锁骨不等高，两侧肩胛有高低，且不在同一个平面。

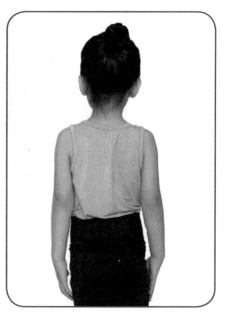

从背后看两侧腰线

如果腰段脊柱出现侧弯，一端的腰际线会更弯曲，一端会消失。

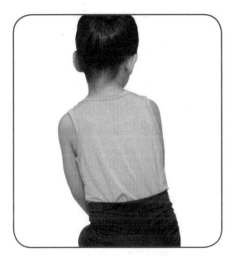

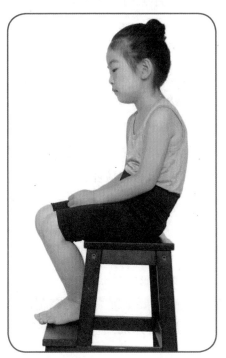

看走路

如果孩子平时走路经常出现身体不平衡、走路姿势不稳、呼吸不畅等症状，就要考虑可能出现脊柱畸形。

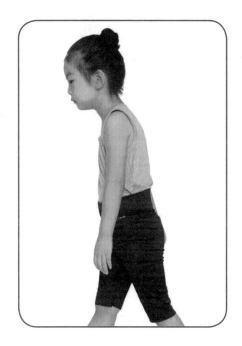

看坐姿

儿童脊柱侧弯的早期出现都会体现在姿势的不正常上，因为总是侧弯在前、姿势不正在后，故应该引起家长的注意。

看身高

孩子一旦出现脊柱侧弯，往往会造成个子矮小，甚至是不长个的症状。

05 不同年龄段儿童的脊椎保养重点

婴儿阶段主要防止脊椎受损

脊椎问题的产生可追溯到人出生之时。分娩过程是对母亲的一种极限考验，同时也是对新生婴儿的极大磨练。事实上，分娩过程最易造成小婴儿的脊椎受伤。当分娩时，医生抓着胎儿的头部旋转90°，甚至还来回地转动，这种向外拽的力量会非常大，很容易伤到胎儿的脊椎

一些人会觉得剖宫产就可以避免婴儿的脊椎受伤，其实不一定。剖宫产只是在肚皮上切出10厘米左右的小口子，然后医生把手伸进去，摸到孩子哪就拽到哪，一旦用力不均，就可能把婴儿的脊椎给拉伤了。有少部分孩子出现的"斜颈"，很可能就是出生的时候拉拽造成的。

婴儿出生后，不正确的喂养方法也容易伤到儿童的脊柱。比如给婴儿哺乳的时候，有些母亲总是用一侧哺乳，甚至在婴儿吃完奶后睡着的时候，还是抱着，不肯放下来，这样就很不利于婴儿脊椎正常弯曲的逐渐形成。另外，婴儿一般总是本能地追寻母亲的声音，所以当他被妈妈抱到怀里的时候总喜欢把脸部朝向母亲。如果这个时候母亲不注意给孩子调换位置，长期保持一种姿势，那么不仅会让婴儿的头型睡偏，颈椎也会睡扭曲，严重的甚至还会导致婴儿的脸部两侧不对称，出现斜视等问题。

由此可见，当孩子还很小的时候，保持正确的睡姿是非常重要的。懂得这方面知识的妈妈们把睡着的孩子放到床上时，都不会在他的头下垫枕头，而是垫一块干净的毛巾，这种做法对保护孩子的脊椎很有作用。

除了睡姿外，爬行对幼儿的脊椎健康也至关重要。因为幼儿在爬行的时候，他的两个小肩膀首先得到了锻炼，既可以舒展开来，力量也得到了提

升。另外，当孩子在爬的时候，势必总要抬头看着前面的路，这就很有利于颈椎部分形成正常的生理弯曲，而肚子的悬空也会促进腰曲形成。因此家长以后要注意，尽量多让婴儿在床上或地上爬一爬。其实爬行是孩子与生俱来的能力，并且非常有利于脊椎健康。

综上所述，脊椎问题不是一天产生的，而是从人一出生就开始了。等到孩子上小学、上中学，不良的姿势和生活习惯更是加重了脊椎隐患，从而让脊椎"很受伤"。因此，养好脊椎，很有必要从婴儿抓起。

儿童阶段主要防治脊椎半脱位

儿童时期分为两个阶段，即4~6周岁和7~12周岁。通常这个年龄的儿童处于学生阶段，发育旺盛，在此过程中，由于种种原因，如不当的锻炼及运动损伤，不正常的姿势和习惯，过重的负担，包括重书包、久坐不动等，也极容易造成脊椎的半脱位。当半脱位发生时，必须直接而有效地加以矫正，才能得以恢复。

儿童的症状有时明显，如疼痛；有时不明显，如一般的发育不良、身材矮小、不喜欢活动、食欲不振、免疫力差、注意力不集中，有时还会产生多

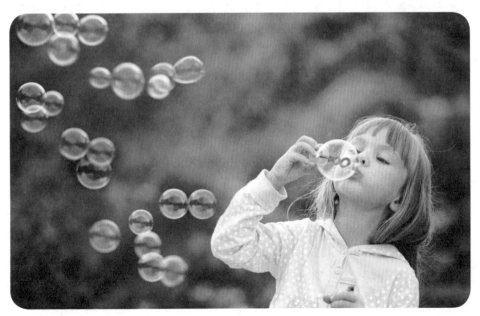

动症等；甚至可能没有任何不正常的表现，只有在X线的检查中才可以发现半脱位的情况。由于脊椎的承受能力、柔韧性的包容程度，使儿童暂时还没有任何不适的感觉，但如果不及时治疗，也许几个月后、几年后，甚至十几、几十年后才会逐渐出现诸如疼痛、麻木、活动受限等颈、胸、腰椎病的典型症状。

为了预防儿童的脊椎出现问题，家长应为儿童从小就建立脊椎健康档案，并进行脊椎的保健性矫正。对13岁以下的儿童进行脊椎矫正可以有效减少成年以后的各种脊椎问题，并且能起到事半功倍的作用，因为儿童的脊椎比较柔软，可塑性强，矫正强度小。要像我们保护牙齿一样对脊柱进行特别护理（矫正），脊椎不仅在症状出现时需要矫正，在无症状时更应该防范。

小贴士

脊椎退化的三个阶段

从退化程度来看，脊椎退化可分为三个阶段。

第一阶段：脊椎关节开始了轻度的退化，如椎间盘变窄、骨质增生，并且伴随神经受到压迫的症状逐渐出现，如手臂、腿脚发麻等现象。年龄一般在30～50岁。

第二阶段：脊关节退化相当明显，但是还没有达到完全丧失功能的程度。多发生在50～65岁，神经受到压迫的现象明显和持续。

第三阶段：某些关节完全锁住，椎间盘完全消失，神经受到压迫并且影响了某些器官的正常功能的现象，更为明显而持续。一般发生在65岁以后。

青少年要防止脊椎畸形和枕寰枢椎椎间关节错位

脊椎畸形是青少年腰背痛的常见原因之一。青少年是人体生理结构生长发育最快的时期，可塑性较大，易受到外界及外伤因素的影响。因此，这一时期除了先天性畸形、特发性脊椎侧弯等病理因素造成的病态外，青少年某些不正确的坐、卧、睡、行姿势，尤其碰撞、跌倒、打击等过激运动都可能导致脊椎畸形的发生和椎关节错位。据调查，我国青少年的营养和发育水平不断提高，但青少年学生的部分体能素质指标近20年来却持续下降。所以，家长和老师一定要高度重视孩子们的脊椎，及早进行正确的脊椎系统检查，建立儿童脊椎健康档案。尤其是对出现过跌打、摔伤、撞击等情况的青少年必须重视，不要认为没有什么症状就不在乎。实际上，有些外伤可能会潜伏10年之久才发病。病症都是从量变到质变，因此一定要及早检查和治疗。

除了防止脊椎畸形，还要防止青少年的枕寰枢椎椎间关节错位。有些顽皮的孩子，动不动就喜欢倒立、翻跟头和打闹，在这个过程中，如果姿势不当或跌倒，孩子的头颈部就很容易受伤，造成枕寰枢椎椎间关节错位。我们前面说过，由于枕寰枢椎椎间关节错位直接刺激了脊神经、椎动脉等，从而会出现颈部僵直疼痛，肩、手臂痛麻无力、活动受限，眩晕、恶心、呕吐等一系列症状。

所以家长们应特别注意，当孩子不慎受到外伤，不管当时有没有症状，最好都带孩子去医院做一次脊椎检查。因为颈椎病的发病潜伏期长短不同，最少6个月，最长10年，可能当时看不出孩子的颈椎有什么不适，但等到半年后甚至几年后出现症状时就很难治疗了。

要预防以上病变，青少年要坚持做脊椎体操。平时也要非常注意良好姿态的培养，包括坐、卧、立、行基本姿态的习惯养成。此外，在饮食中应常吃含优质蛋白质和钙含量丰富的食物，如牛奶、蛋类、禽肉、鱼类、大豆及豆制品等，以保证钙摄入量充足。

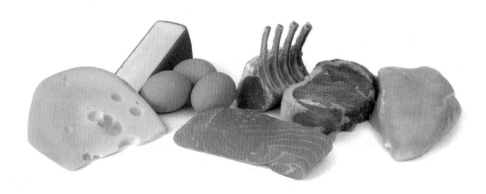

06 儿童脊柱健康发育所必需的营养素

蛋白质

蛋白质是人体细胞的主要成分，人体的肌肉、骨骼、大脑、血液、内脏、神经、毛发等都是由蛋白质组成的。在促进生长发育方面，蛋白质及其衍生物组成了对孩子生长发育起重要作用的各种激素，还构成了参与骨细胞分化、骨形成、骨的再建和更新等过程的骨矿化结合素、骨钙素、人骨特异生长因子等物质。此外，蛋白质还是维持人体正常免疫功能、神经系统功能所必需的营养素。对儿童来说，动物性蛋白质和大豆类蛋白质的量要占蛋白质总摄入量的1/2，可从鲜奶、鸡蛋、肉、鱼、大豆制品等食物中摄取；其余所需的1/2蛋白质可由谷类食物提供，如从粮食中获得。

脂肪

脂类主要供给机体热量，帮助脂溶性维生素吸收，构成人体各脏器、组织的细胞膜。储存在体内的脂肪还能防止体热散失及保护内脏不受损害。体内脂肪由食物内脂肪供给或由摄入的碳水化合物和蛋白质转化而来。儿童正处在生长发育期，需要的热量相对高于成人，要在膳食中供给足量的脂肪，可缩小食物的体积，减轻胃肠负担。如果以蛋白质和碳水化合物代替脂肪，都将过分增加胃肠负担，甚至导致消化功能紊乱。

如果膳食中缺乏脂肪，儿童往往体重不增、食欲差、易感染、皮肤干燥，甚至出现脂溶性维生素缺乏病；但若热量摄入过多，特别是饱和脂肪酸摄入过多，体内脂肪储存就会增加，易造成肥胖，日后患动脉粥样硬化、冠心病、糖尿病等疾病的凶险性会大大增加。

脂肪来源有动物油和植物油。植物油中的必需脂肪酸含量高、熔点低，常温下不凝固，容易消化吸收；动物油以饱和脂肪酸为主，含胆固醇较高。儿童每日膳食中推荐的脂肪热量摄入量应占总热量的30%～35%。这一数量的脂肪不仅能提供人体所需的必需脂肪酸，而且有利于脂溶性维生素的吸收。在学前儿童的膳食中脂肪的供给要适量，因为摄入过量的脂肪会增加脂肪储存，引起肥胖。

碳水化合物

碳水化合物不仅能供给身体热量，也是体内一些重要物质的重要组成成分；它还参与帮助脂肪完成氧化，防止蛋白质损失；神经组织只能依靠碳水化合物供能，碳水化合物对维持神经系统的功能活动有特殊作用。膳食中碳水化合物摄入不足可导致热量摄入不足，体内蛋白质合成减少，机体生长发育迟缓，体重减轻；但如果碳水化合物摄入过多，导致热量摄入过多，则会造成脂肪积聚过多而肥胖。

许多食物含碳水化合物，如粮谷类、薯类、杂豆类（除大豆外的其他豆类）等，除含有大量淀粉外，还含有其他营养素，如蛋白质、无机盐、B族维生素及膳食纤维等。因此在安排儿童膳食时，应注意选用谷类、薯类和杂豆类食品，这样既能提供碳水化合物，又能补充其他营养素。

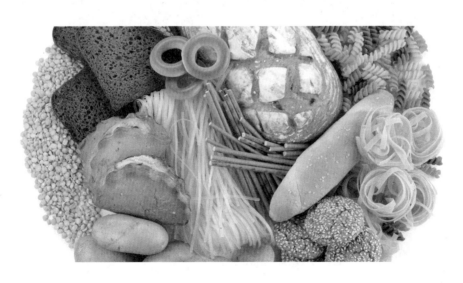

儿童每日膳食中推荐的碳水化合物热量摄入量应占总热量的50%~60%。碳水化合物中的膳食纤维可促进肠蠕动，防止幼儿便秘。但是蔗糖等纯糖摄取后会被迅速吸收，易于以脂肪的形式储存，易引起肥胖、龋齿和行为问题。因此，儿童不宜过多摄入糖，一般以每日10克为限。

矿物质

钙强壮骨骼、增加骨密度

钙是人体内含量较高的矿物质，占人体体重的1.5%~2.0%，其中，99%的钙集中于骨骼中。可以说，钙是强壮骨骼、增加骨密度的养料，孩子能否长高与钙的吸收有着直接的关系。如果钙摄入不足，骨骼的生长发育就会变缓，形成佝偻病、"X"或"O"形腿。儿童每日钙的适宜摄入量为800毫克。在日常膳食中，乳类含钙量高，易吸收，是儿童膳食钙的良好来源。儿童可食用连皮带骨的小虾、小鱼及一些硬果类，以增加钙摄入量。豆类、绿色叶菜类也是钙的良好来源。

但是，钙并非多多益善，过度补钙可能会对孩子造成以下危害。

> ·厌食、恶心、便秘、消化不良，影响肠道对营养物质的吸收。
> ·造成高尿酸血症，患儿早期有轻微的腰痛，可有血尿、泌尿道结石。
> ·使血压偏低，钙沉积在心脏瓣膜上，影响心脏功能，增加日后患心脏病的危险。
> ·若钙在眼角膜周边沉积，将会影响视力，引起白内障甚至失明。
> ·钙会抑制铁、锌的吸收，而导致贫血、乏力、生长发育缓慢和免疫力下降。
> ·骨骼过早钙化，骨骺提前闭合，使长骨发育受到影响，身高受到抑制，且易骨折。
> ·血钙过高使软骨过早钙化，前囟门过早闭合，形成小头畸形，制约大脑发育空间。

因此，家长在为孩子补钙时，一定要注意剂量。年龄不同，孩子每日所需的钙量也不同，一般6个月内的孩子每日钙的摄入量为300～400毫克，7个月到2岁的孩子每日需400～600毫克钙，3岁以上的孩子每日需800毫克钙。

磷促进骨生长维持和组织修复

磷存在于人体每个细胞中，其含量居无机盐中的第二位，对骨骼生长、牙齿发育、维持肾功能和神经传导都有着不可缺少的作用。钙和磷形成难溶性盐而使骨与牙结构坚固。磷是核酸、磷脂和某些酶的组成成分，可促进生长维持和组织修复；有助于碳水化合物和蛋白质的利用、调节糖原分解，参与能量代谢。磷酸盐能调节维生素D的代谢，维持钙的内环境稳定。在体液的酸碱平衡中起缓冲作用。钙和磷的平衡有助于无机盐的利用，磷对细胞的生理功能极为重要。肉、鱼、牛乳、乳酪、豆类和硬壳果等含磷较多。

镁会影响骨的吸收

镁是骨细胞结构和功能所必需的元素，使骨骼得以生长和维持。镁可影响骨的吸收，在极度缺镁时，甲状旁腺会功能低下而引起低血钙。骨培养于低镁溶液中时，可使骨吸收降低。镁主要存在于绿叶蔬菜、谷类、干果、蛋、鱼、肉乳中，谷物中小米、燕麦、大麦、豆类和小麦含镁丰富，动物内脏中镁含量也不少。

铁可预防贫血

人体内的铁含量小，但肩负的任务却十分重要。它不但是血液运输战线上的主力，构成血红蛋白、肌红蛋白的原料，而且还是维持人体正常活动最重要的一些酶的成分，与能量代谢关系十分密切。铁缺乏引起的缺铁性贫血是儿童最常见的疾病。

儿童生长发育快，需要的铁较多，每千克体重约需要1毫克铁。儿童与成人不同，内源性可利用的铁较少，更多依赖食物来补充。儿童膳食中的奶类食物仍占较大比重，其他富含铁的食物较少，也是易发生铁缺乏和缺铁性贫血的原因。动物性食品中的血红素铁吸收率一般在10%以上。动物肝脏、动物血、瘦肉是铁的良好来源。膳食中丰富的维生素C可促进铁吸收。豆类、绿叶蔬菜、红糖、禽蛋类虽为非血红素铁，但含量较高，可资利用。

碘能促进脊柱发育

从胎儿期开始至2岁，脑发育必须依赖甲状腺激素的存在，而碘缺乏可致甲状腺激素分泌减少，导致不同程度的脑发育落后。碘缺乏可引起单纯性地方性甲状腺肿；儿童可表现为体格发育迟缓、智力低下，严重的可致呆傻。

使用碘强化食盐烹调的食物是碘的重要来源，含碘较高的食物主要是海产品，如海带、紫菜、海鱼、海虾、海贝类。儿童每周应至少吃一次海产品。

铜促进骨骼发育

铜是人体健康不可缺少的微量营养素，是人体内血蓝蛋白的组成元素，对血液、中枢神经和免疫系统，头发、皮肤和骨骼组织，以及脑和肝、心等内脏的发育和功能均有重要影响。

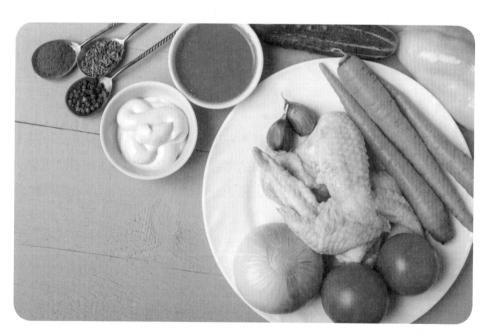

婴幼儿容易患缺铜性贫血。新生儿最初几个月不会发生缺铜的现象，体内代谢所需的铜基本上是胎儿期肝脏中贮藏的铜，母乳中含铜量较少。因此，给婴儿补充铁质时，也要适当补充铜。铜的一般来源有香蕉、牛肉、面包、干果、蛋、鱼、羊肉、花生酱、猪肉、鸡肉、萝卜等。

锌促进生长发育

锌是促进生长发育的关键营养素之一，对骨骼生长有着重要的作用。首先，锌是人体中众多酶不可缺少的部分，有些酶与骨骼生长发育密切相关；其次，锌缺乏会影响生长激素、肾上腺皮质激素以及胰岛素的合成、分泌及活力；再次，锌会影响蛋白质的合成，关系到孩子的智力和生长发育；最后，锌会影响人体的免疫功能。

人体可通过摄取食物来满足组织细胞对锌的生理需要。不同食物中的锌含量和利用率差别很大，水产及动物性食物的锌含量和生物利用率均高于植物性食物。锌最好的食物来源是贝类，如牡蛎、扇贝等，利用率也较高；其次是动物的内脏（尤其是肝）、蘑菇、坚果类和豆类；肉类（以红肉为多）和蛋类中也含有一定量的锌，牛肉、羊肉的锌含量高于猪肉、鸡肉、鸭肉。

维生素

维生素 A 促进牙齿、骨骼发育

维生素A是人体生长的必需营养素，与骨骼软骨的成熟有关，对人体细胞的增殖和生长有着重要的作用，是促进牙齿、骨骼发育的首选营养素。其在人体内的含量过多或过少都不利于孩子的生长发育。如果孩子体内缺乏维生素A，会减缓骨骼软骨细胞的成熟，导致生长迟缓；若维生素A摄入过量，又会加速骨骼软骨细胞的成熟，导致骨骺板软骨细胞变形加速，骨骺板变窄，甚至早期闭合，阻碍孩子长高。维生素A的供给量为每日500~700微克，多选肝、肾、鱼肝油、奶类与蛋黄类食物。过多服用维生素A制剂可造成体内积蓄，导致中毒。

维生素 B₁ 促进生长发育

维生素B₁能促进儿童生长发育，调节碳水化合物的代谢。缺乏维生素B₁时，儿童生长发育迟缓，会出现神经炎、脚气病、皮肤感觉过敏或迟钝、肌肉运动功能减退、心慌气短、全身水肿或急性心力衰竭等症状。学龄前儿童需要每天从食物中补充维生素B₁，每日需求量在0.8～1.0毫克，谷物的胚和糠麸、酵母、坚果、豆类、瘦肉等都是维生素B₁的良好来源，尤其是粮食的表皮维生素B₁较丰富。

维生素 B₂ 提高身体代谢能力

维生素B₂对氨基酸、脂肪、碳水化合物的生物氧化过程及热量代谢极为重要。缺乏维生素B₂时，儿童生长发育受阻，易患皮肤病、口角炎、唇炎等。学龄前儿童需要每天从食物中补充维生素B₂，每日供给0.8～1.0毫克。维生素B₂可从动物肝脏、奶类、蛋黄、绿叶蔬菜中获取。

维生素 B₆ 维持细胞免疫功能

维生素B₆对于维持细胞免疫功能、调节大脑兴奋性有重要作用。维生素B₆可从肉、鱼、奶类、蛋黄、酵母、动物肝脏、全谷、豆类、花生等食物摄取。

维生素 C 促进骨质胶原形成

维生素C属于水溶性维生素之一，主要食物来源是新鲜蔬菜与水果。柑橘、橙子、黑葡萄干等水果含有丰富的维生素C，在辣椒、番茄、花椰菜、青豆、豌豆中的含量也不少。它对胶原质的形成非常重要，也是骨骼、软骨和结缔组织生长的主要要素。如果孩子体内缺乏维生素C，骨细胞间质就会形成缺陷而变脆，进而影响骨的生长，导致生长发育变缓、身材矮小等。但是超量补充维生素C会破坏食物中的维生素B₁₂，还会影响胡萝卜素的吸收利用，因此在进餐时不要大量摄入维生素C。

维生素 D 促进骨骼的钙化

与维生素C不同，维生素D属于脂溶性维生素，是人体必需的营养素之一，也是与身高密切相关的。它在人体骨骼生长中的主要作用是调节钙、磷的代谢。通过维持血清钙、磷的平衡，促进钙、磷的吸收和骨骼的钙化，维持骨骼的正常生长，进而让孩子长高。

如果孩子的体内缺乏维生素D，就会减少骨骺对钙、磷的吸收，容易患上佝偻病或软骨症等疾病。要给孩子补充维生素D，可以多让他去户外晒晒太阳。

维生素D主要存在于动物肝脏、蛋黄等食物中，每天需要10微克，只有鱼肝油、蛋黄、肝中含量较高，无机盐中的钙、磷、铁及碘、锌、铜等微量元素均应摄入足量，以保证骨骼和肌肉的发育。植物中的麦角固醇及人体皮肤、脂肪组织中的7-脱氢胆固醇通过暴露于阳光下的紫外线作用，可形成维生素D。

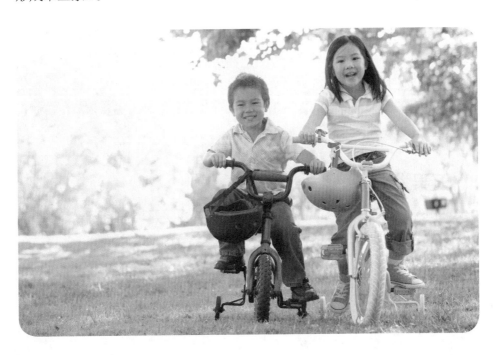

07 儿童脊柱健康饮食调养原则

现代营养学认为，只有全面而合理的营养膳食，即平衡饮食，才能维持人体的健康。对儿童来说，脊柱健康调养也必须遵循平衡饮食的原则。《黄帝内经·素问》中已有"五谷为养，五果为助，五畜为益，五菜为充，气味合而服之，以补精益气"及"谷肉果菜，食养尽之，无使过之，伤其正也"的记载。

五谷为养

"五谷为养"是指黍、秫、菽、麦、稻等谷物和豆类作为养育人体之主食。黍、秫、麦、稻富含碳水化合物和蛋白质，菽则富含蛋白质和脂肪等。谷物和豆类同食，可以大大提高营养价值。我国人民的饮食习惯是以碳水化合物为热量的主要来源，而人类的生长发育及自身修补则主要依靠蛋白质，故五谷为养是符合现代营养学观点的。

五果为助

"五果为助"是指枣、李、杏、栗、桃等水果及坚果，有助养身和健身。水果富含维生素、纤维素、糖类和有机酸等物质，可以生食，且能避免因烧煮而破坏其营养成分。有些水果若饭后食用，还能帮助消化。坚果营养丰富，富含蛋白质、油脂、矿物质、维生素，对促进儿童生长发育、增强体质、预防疾病有极好的效果。五果是平衡饮食中不可缺少的辅助食品。

五畜为益

"五畜为益"指牛、犬、羊、猪、鸡等禽畜肉食，对人体有补益作用，能增补五谷主食营养之不足，是平衡饮食食谱的主要辅食。动物性食物多为高蛋白、高脂肪、高热量，而且含有人体必需的氨基酸，是人体维持正常生理代谢及增强机体免疫力的重要营养物质。

五菜为充

"五菜为充"则是指葵、韭、薤、藿、葱等蔬菜。各种蔬菜均含有多种微量元素、维生素、纤维素等营养物质，有增食欲、充饥腹、助消化、补营养、防便秘、降血脂、降血糖、防肠癌等作用，故对人体的健康十分有益。

日常饮食坚持五谷、五果、五畜、五菜和四气五味的合理搭配，且不偏食、偏嗜，不过食、暴食，患病时以"热证寒治""寒证热治"为原则选择饮食，是古而不老的中医食疗学观点，也是现代膳食科学所大力提倡的平衡饮食，对儿童脊柱健康也大有裨益。

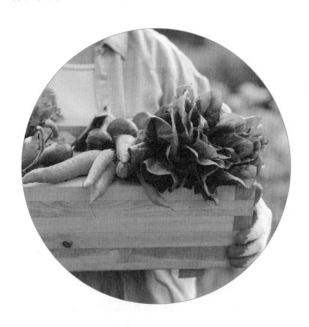

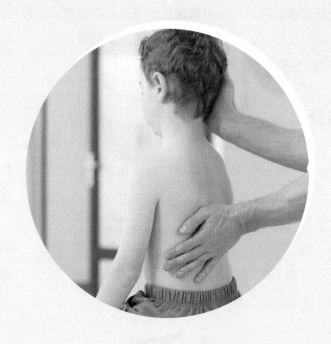

捏脊适合6个月至7岁的小儿。
年龄过小的婴儿皮肤娇嫩，
若掌握不好力度，容易造成皮肤破损；
年龄过大的小儿背肌较厚，不易提起，
穴位点按不到位易影响效果。

第二章

捏脊疗法，呵护儿童脊柱健康

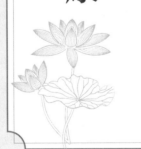

01 捏脊疗法介绍

捏脊是常用的中医小儿按摩法，方法是大人两手沿小儿脊柱两旁，由下而上连续地挟提肌肤，边捏边向前推进，自尾骶部开始，一直到项枕部为止。每次操作均从龟尾穴开始，将皮肤捏起后沿着脊柱由下而上，或轻或重，随捏随拿，随推随放，波浪式向前，一直到大椎穴，即为一遍，一般连续操作 4 ～ 5 遍，故本法俗称"翻皮肤"。为了加强手法感应，临床治疗时还常采用"捏三提一"法，即先捏脊一遍，从第二遍起，每捏捻三次就向上提拿一次。

捏脊时要用指面着力，不能以指端挤捏，更不能将肌肤拧转，否则容易导致疼痛。捏拿肌肤时用力要适当，若捏拿肌肤过多，则动作呆滞，并不易向前推进，过少则易滑脱；用力过重易致疼痛，过轻又不易得气。所以在操作时，医者腕部要放松，使动作灵活协调，若操作娴熟者，在提拉皮肤时常能发出较清脆的"嗒、嗒"声音。

在捏脊法之外，可单独使用的方法还有推脊法和按脊法。推脊法是指用食指、中指从大椎自上而下直推，逆督脉而行，为泻法，能清热，多与清天河水、退六腑、推涌泉合用；按脊法实际是捏脊八法中按法的单独使用，加强了对背俞穴的压力，重在刺激脏腑，以使脏腑功能得到调节。

常见的手法有以下两种。

拇指在后，另三指在前

捏脊时，拇指在后，另三指在前，两手的拇指指腹与食指、中指、无名指三指指腹对应用力，捏住小儿脊柱两侧肌肉，三指向后捻动，拇指向前推动，每捏一次，向上推移一点。可从尾骶骨处开始，和缓地向上推移，至项枕部为止。

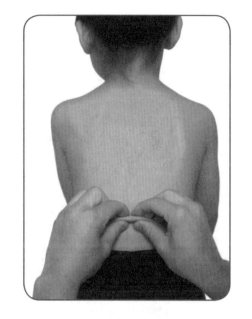

拇指在前，食指在后

手握空拳，拇指指腹与屈曲的食指桡侧部相对，挟持肌肤，拇指在前，食指在后，拇指向后捻动，食指向前推动，每捏一次，向上推移一点。从尾骶骨处开始，逐渐向项枕部推移。

无论采用哪种手法，一定要注意以下几点：

①应沿直线捏，不要歪斜、扭捏。捏拿要松紧适宜。

②应避免肌肤从手指间滑脱。

③每向前捏捻三下，用力向上提一下，至大椎为止，然后以食指、中指、无名指指端沿着脊柱两侧向下梳抹。每提捻一遍，随后梳抹一遍。

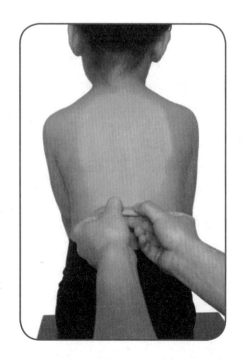

02 捏脊的功效

捏脊可以调阴阳、理气血、和脏腑、通经络，还有培补元气、强壮腰脊、扶正祛邪、促进儿童生长发育等功效。

通经活络，缓解关节疼痛

通过刺激穴位，可起到通经活络、调养气血、阴阳平衡的作用。对儿童来说，常捏脊柱两侧穴位，能有效缓解孩子快速成长过程中所带来的各种关节疼痛。

消食导滞，增强孩子食欲

儿童脾胃薄弱，很容易出现厌食、便秘、消化不良，甚至睡眠不安、爱哭闹等症状。捏脊能促进胃液分泌，增强胃肠蠕动，加强胃肠对蛋白质和淀粉的消化能力，时常给孩子捏一捏，能消食导滞，增强孩子食欲，促进健康。

提高孩子免疫力

通过捏脊刺激脊柱周围的皮肤，让孩子的身体气血更通畅，促进孩子的血液循环，可使脾胃变好、食欲大增，从而提高孩子免疫力，让孩子慢慢变结实、变壮。

促进骨骼健康生长

儿童骨骼的生长发育受脏腑影响，而捏脊可以使儿童脏气充足，从而促进骨骼生长，还有助于增高。

03 给孩子捏脊的注意事项

捏脊对孩子好处多多，而且操作简单，掌握小儿捏脊的一些技巧，可以增强捏脊的效果。

手法

捏脊的部位为脊背的正中线，从尾骨部起至第七颈椎，即沿着督脉的循行路线，从长强穴直至大椎穴。也可捏至风府穴。捏拿完毕，再按肾俞穴。

施术时，患者的体位以俯卧位或半俯卧位为宜，卧平、卧正，以背部平坦松弛为目的。每次捏脊时间不宜太长，以3～5分钟为宜。

另外，由于颈椎部难以进行捏脊，可用一手或两手的拇指指腹推擦，以加强刺激。也可以拇指与食指对应用力，捏提项后肌肉。

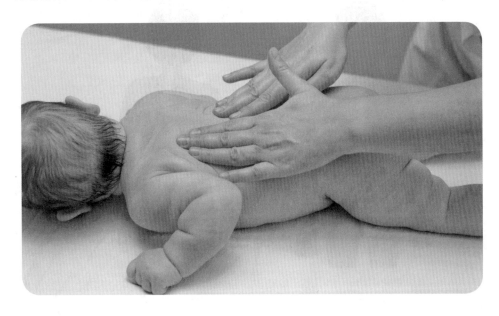

捏脊时，可根据具体情况，在相应的背部穴位上用力挟提，以加强针对性的治疗效果。

开始时手法宜轻巧，之后逐渐加重，使小儿慢慢适应；要捏捻，不可拧转；捻动推进时，要直线向前，不可歪斜。

捏脊时机

孩子在过饥或过饱时，均不利于捏脊疗效的发挥。捏脊宜在早晨空腹时、餐后2小时或者入睡前进行，捏完半小时后再进食，防止影响疗效，而且小儿餐后捏脊易引起呕吐。在孩子哭闹之时，要先安抚好小儿的情绪，再进行捏脊。

婴儿必须在会翻身自行俯卧时才可以给予捏脊疗法。若婴儿太小，就强行将其行俯卧位，可能造成婴儿不必要的扭伤，甚至在捏脊过程中出现窒息。

捏脊时室内温度要适中，捏脊者的指甲要修整光滑，手部要温暖，手法宜轻柔、敏捷，用力及速度要均等，捏脊中途最好不要停止。

若宝宝背部皮肤有破损，患有疖肿、皮肤病及发高烧时，不宜捏脊。

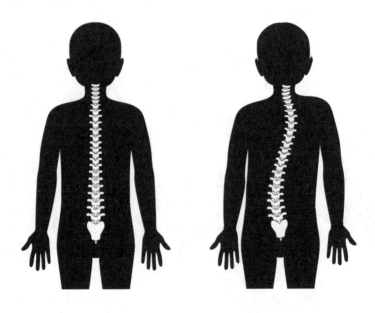

04 脊柱穴位全解

大椎穴　清热解表，通经活络

取穴： 在第七颈椎与第一胸椎棘突之间，属督脉。

操作： 医者用中指端按或揉，称按大椎或揉大椎；用双手拇指、食指将其周围的皮肤捏起，向其穴挤去，称捏挤大椎；或用屈曲的食中两指蘸水，在穴位上提拧，称拧大椎。按揉30~50次，捏挤至局部皮肤紫红瘀斑为度。

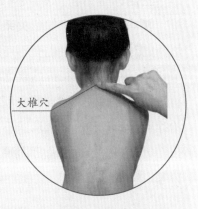

主治： 此穴具有清热解表、益气壮阳、舒筋活络的作用。多用于治疗幼儿体质虚弱、颈酸痛、肩背痛、腰脊强、肩部酸痛、手臂疼痛等。

大杼穴　强筋骨

取穴： 位于肩胛内侧，在第一胸椎棘突下旁开2横指宽处。

操作： 被按摩者取坐位或俯卧位，按摩者双手拇指顺时针方向按揉该穴约2分钟，以局部发热为度。

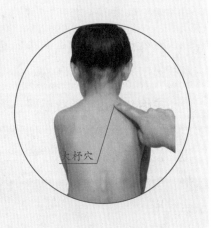

主治： 此穴具有强筋骨、清邪热的作用。多用于治疗肩部酸痛、颈椎痛、腰背肌痉挛、膝关节骨质增生等。

夹脊穴　疏通经络

取穴： 在腰背部，第一胸椎至第五腰椎两侧，后正中线旁开0.5寸，一侧17穴。

操作： 被按摩者俯卧，按摩者分别用两手拇指同时按揉夹脊穴各约30秒。

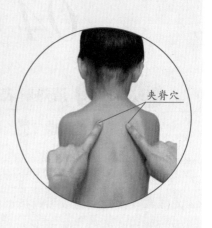

夹脊穴

主治： 经常按摩此穴可以调节胸椎、腰椎与周围软组织的关系，对脊椎之间的对合关系紊乱也有不可忽视的调节作用，从而治疗相应的疾病。此穴具有疏通经络、扶正祛邪的作用。多用于治疗背部的各种疼痛或功能不良、腰部扭伤、腰肌劳损、腰背部僵硬、全身疲劳等。

风门穴　疏风解表

取穴： 第二胸椎棘突下（第二胸椎与第三胸椎间）旁开1.5寸。

操作： 按摩者用食、中指端揉，称揉风门。操作20～50次。

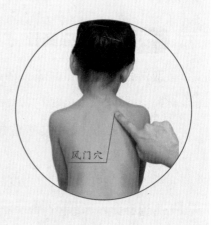

风门穴

主治： 多用于治疗感冒、咳嗽、气喘、鼻塞、腰背疼痛、项痛、骨蒸潮热及盗汗等病症。治疗背腰肌肉疼痛，与拿委中、承山、昆仑等穴相结合应用。

身柱穴 改善颈背僵硬

取穴： 位于背部，在后正中线上，第三胸椎棘突下的凹陷中。

操作： 被按摩者取坐位或俯卧位，按摩者双手拇指顺时针方向按揉该穴约2分钟，以局部发热为度。

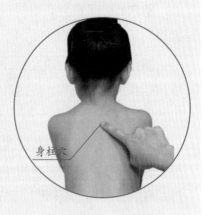

主治： 本穴属督脉，其循行的物质为神道穴传来的阳气，至本穴后，此气因受体内外传之热而进一步胀散，胀散之气充斥穴内并快速循督脉传送，使督脉的经脉通道充胀，如皮球充气而坚，如受重负一般，按摩此穴可改善颈背僵硬、腰脊强痛等症。

陶道穴 补益肺气

取穴： 位于背部，当后正中线上，第一胸椎棘突下凹陷中，属督脉。

操作： 用手掌大鱼际揉按3～5分钟。

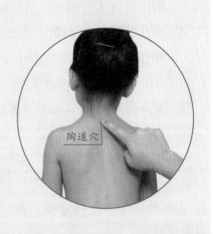

主治： 多用于治疗头痛、胸痛、脊背酸痛、恶寒发热、咳嗽、气喘、疟疾、角弓反张等病症。陶道配肾俞穴、腰阳关穴、委中穴可治胸背疼痛。

心俞穴 宽胸理气

取穴： 位于肩胛骨内侧，在第五胸椎棘突下旁开2横指宽处。

操作： 被按摩者取坐位，按摩者用中指指腹按于心俞穴，顺时针方向按揉2分钟，左右手交替。

主治： 此穴具有宽胸理气、通络安神、扶正祛邪的作用。多用于治疗肋间神经痛、背部软组织损伤、胸背痛等。

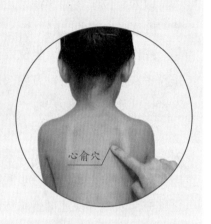

膈俞穴 活血通脉

取穴： 位于背部，在第七胸椎棘突下旁开2横指，平肩胛下角处。

操作： 被按摩者取俯卧位，按摩者站于一侧，两手拇指顺时针方向按揉两侧膈俞穴2分钟，再逆时针方向按揉2分钟，以局部有酸胀感为宜。

主治： 此穴具有理气宽胸、活血通脉的作用。多用于治疗背部瘀血疼痛、背部肌肉劳损、慢性出血性疾病等。

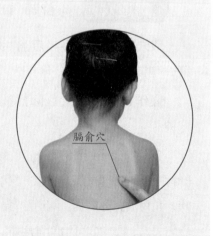

肝俞穴　疏肝利胆

取穴： 位于肩胛骨内侧，在第九胸椎棘突下旁开2横指处。

操作： 被按摩者取坐位，按摩者两手握拳，用中指的掌指关节突起部顺时针方向按揉肝俞穴2分钟，以局部产生酸胀感为度。

主治： 此穴具有疏肝利胆、通络活血的作用。多用于治疗胁痛，胃痛，眩晕，夜盲，目赤痛，脊背痛，急、慢性肝炎，神经衰弱，肋间神经痛等。

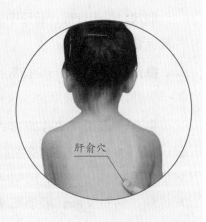

灵台穴　清热化湿

取穴： 位于背部，后正中线上，第六胸椎棘突下陷处。

操作： 被按摩者用食指、中指指腹推按灵台1~3分钟，可长期按摩。

主治： 多用于治疗感冒、咳嗽、气喘、胃痛、项强、脊痛、疔疮等病症。灵台配身柱穴、至阳穴可治背部疼痛。

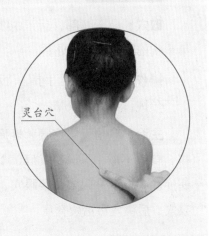

筋缩穴　祛湿通络

取穴： 位于背部，后正中线上，第九胸椎棘突下凹陷处。

操作： 按摩者用拇指指腹按揉筋缩3～5分钟，可长期按摩。

主治： 多用于治疗癫痫、神经衰弱、癔症、腰背疼痛、脊强、黄疸等病症。筋缩配角孙穴、瘛脉穴可治小儿惊痫、角弓反张；筋缩配水道穴可治脊强。

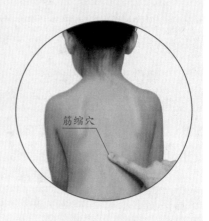

筋缩穴

中枢穴　散寒止痛

取穴： 位于背部，后正中线上，第十胸椎棘突下凹陷处。

操作： 按摩者用手指指腹按揉3～5分钟，可长期按摩。

主治： 多用于治疗腰背疼痛、胃痛、食欲不振、腹满、黄疸、呕吐等病症。中枢配命门穴、腰眼穴、阳陵泉穴、后溪穴可治腰脊痛。

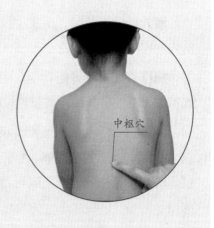

中枢穴

脊中穴　强健腰肌

取穴： 位于背部，后正中线上，第十一胸椎棘突下凹陷中。

操作： 按摩者用拇指指腹揉按脊中2~3分钟。

主治： 多用于治疗急慢性胃炎、十二指肠溃疡、细菌性痢疾、腹泻、风湿痛、癫痫、痔疮、脱肛等病症。脊中配肾俞穴、太溪穴可治腰膝酸痛。

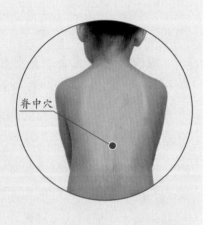

悬枢穴　促进消化

取穴： 位于腰部，后正中线上，第一腰椎棘突下凹陷中。

操作： 按摩者用拇指指腹揉按悬枢2~3分钟，可长期坚持按摩。

主治： 多用于治疗腰痛、腹痛、腹泻、痢疾、痔疮、脱肛等病症。悬枢配委中穴、肾俞穴，有通络止痛的作用，可治腰脊强痛。

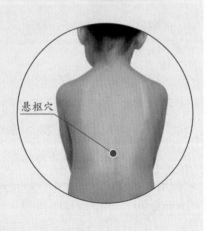

腰阳关穴 舒筋活络

取穴： 位于腰部，在后正中线上，第四腰椎棘突下的凹陷中。

操作： 被按摩者取俯卧位，按摩者用拇指在腰阳关的位置打转按摩，每次按揉100下，以感觉局部有酸胀感为宜。

主治： 此穴具有祛寒除湿、舒筋活络的作用。多用于治疗腰椎间盘突出、腰骶疼痛、下肢痿痹、腰骶神经痛、坐骨神经痛、类风湿病、小儿麻痹等症。

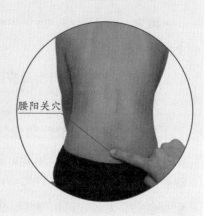

腰阳关穴

命门穴 增强体质

取穴： 位于腰部，在第二腰椎棘突下缘的凹陷中。

操作： 被按摩者取俯卧位，按摩者用拇指顺时针方向按揉命门穴2分钟，然后逆时针方向按揉2分钟。

主治： 此穴具有补肾壮阳、增强体质的作用。多用于治疗腰酸腿软、腰肌劳损、腰椎间盘突出症、棘间韧带炎、下肢肿胀等。

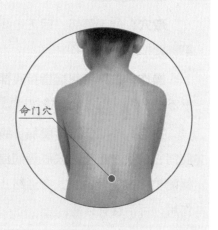

命门穴

志室穴 强壮腰膝

取穴： 位于腰部，在第二腰椎棘突下旁开4指宽处。

操作： 被按摩者取俯卧位，按摩者用两手拇指重叠按压志室穴1分钟，再顺时针方向按揉1分钟，然后逆时针方向按揉1分钟，以局部感到酸胀为佳，左右两边交替按摩。

主治： 此穴具有益肾固精、清热利湿、强壮腰膝的作用。多用于治疗腰背酸痛、腰背部冷痛、腰肌劳损等。

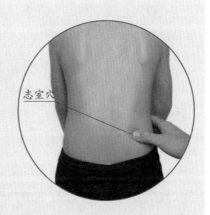

腰俞穴 散寒除湿

取穴： 位于骶部，在后正中线上，适对骶管裂孔处。

操作： 被按摩者取站位，按摩者握空拳揉擦该穴位30~50次，擦至局部有热感为佳。

主治： 此穴具有调经清热、散寒除湿的作用。多用于治疗腰脊疼痛、腰椎间盘突出、下肢痿痹、腰骶神经痛等症。

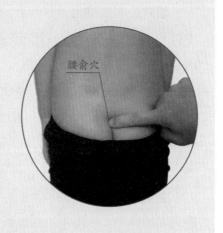

肾俞穴　强腰利水

取穴： 位于腰部，在第二腰椎棘突下旁开2横指处，左右各一穴。

操作： 被按摩者取俯卧位，按摩者用两手拇指按压肾俞穴1分钟，再顺时针方向按揉1分钟，然后逆时针方向按揉1分钟，以局部感到酸胀为佳。

主治： 此穴具有益肾助阳、强腰利水的作用。多用于治疗腰酸腿痛、腰肌劳损、腰椎间盘突出症、下肢肿胀、全身疲劳等。

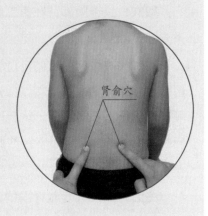

八髎穴　强腰利湿

取穴： 在骶椎上，分为上、次、中和下，左右共8个穴位，分别在第1、2、3、4骶后孔中，合称"八髎穴"。

操作： 被按摩者俯卧，按摩者用一手紧贴骶部两侧八穴处，自上而下揉擦至尾骨两旁约2分钟。以局部按压有酸胀感为宜。

主治： 此穴具有补益下焦、强腰利湿的作用。多用于治疗腰骶部疼痛、腰背痛、膝关节炎、坐骨神经痛、小儿麻痹后遗症等。

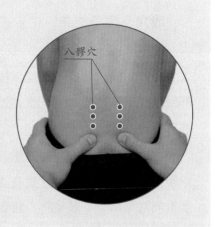

腰眼穴　强腰健肾

取穴： 位于腰部，在第四腰椎棘突下旁开4横指稍宽处。

操作： 被按摩者取俯卧位，按摩者用两手拇指按压腰眼穴1分钟，再顺时针方向按揉1分钟，然后逆时针方向按揉1分钟。

主治： 此穴具有强腰健肾的作用。多用于治疗腰背酸痛、腰肌劳损、腰部冷痛、急性腰扭伤、腰椎间盘突出症、腰椎管狭窄症等。

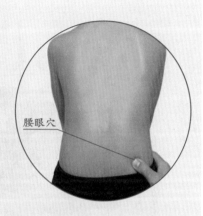

腰眼穴

长强穴　活血化瘀

取穴： 位于人体尾骨端下0.5寸，当尾骨端与肛门连线的中点处，属督脉。

操作： 按摩者将食指、中指并拢，指尖着力，揉按长强3~5分钟，可长期按摩。

主治： 长强配合承山穴，有舒经活络的作用，治腰背疼痛；配身柱穴，有通络止痛的作用，治脊背疼痛；配百会穴，有理气安神的作用，治颈椎病。

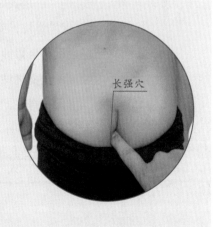

长强穴

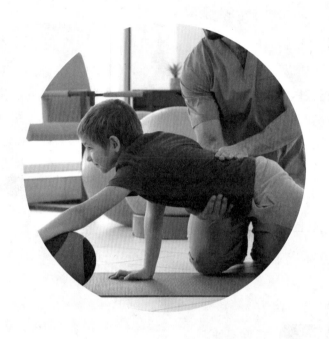

坐、立、走、卧是我们在日常生活中的主要动作。

要保护脊柱，就要保持正确的姿势。

俗话说"坐如钟、站如松、行如风"，

如果孩子坐姿优雅、站立挺拔、行走轻快，

不但能保护脊柱，还给人一种健美的感觉，

而且也能体现出一个人所受过的教养。

同样，孩子睡得好，对脊柱健康发育好处多多。

第二章

注重生活细节，保护儿童脊柱

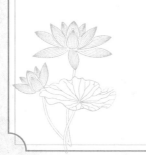

01 保持正确的坐、立、走姿势

孩子正处于生长发育阶段，骨组织的特点是水分较多，而固体物质和无机盐成分较少，基本的骨组织是由富有韧性的结缔组织纤维组成，仅有很少的骨化板层结构。所以儿童的骨骼可塑性很大，但也容易弯曲变形。因此，家长要教育孩子从小养成良好的坐、立、走的习惯，对孩子的成长是大有好处的。

纠正不良的坐姿

坐的时候要端正。坐书桌前，身体可稍微前屈或前倾，把前臂或前肘搁在书桌上，也可将双脚踩在脚踏板上以减轻腰部负担；坐靠背椅操作键盘

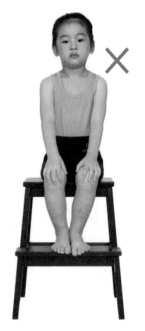
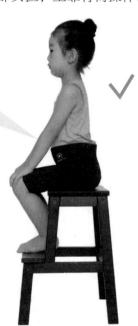

- 头正、肩平
- 背部挺直
- 挺胸
- 腿部放正、放松
- 不可跷二郎腿

时，背部靠着椅背，腰部不可过伸，手臂自然下垂，手与键盘平行；坐单人沙发时，将双腿屈膝放置，双手放于两侧扶手上，可保持脊椎的正常生理曲度；坐长沙发时，应紧靠沙发后背，上身正直。

站有站相，脊柱健康

站立时，头端平，双目平视前方，两肩在同一水平线上，挺胸拔背，收腹收臀，双腿站直，两足踏实地面，平均承负体重。久站时，可以将一只脚放在高一点的台阶上，也可让双膝或其中一膝微弯以减轻腰部的负担，也就是"稍息位"的站立姿势。

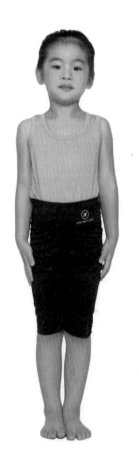
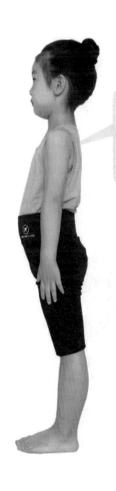

- 手臂垂直放两侧
- 收小腹、挺胸膛
- 眼平视前方
- 脚并拢站直

正确的走路姿势

为了维持身体的左右平衡，上身要保持端正姿势。当右脚向前迈步时，左手同时向前摆动，身体重心向前移；当左脚向前迈步时，右手同时向前摆动，身体重心向前移。如此反复，两脚脚尖应该指向前方，不要向里勾或向外撇。

行走时要挺拔、自然、均匀。身体要保持正直；双肩自然下垂，两臂协调地前后摆动；步子要均匀、轻快；膝关节和脚尖要正对前方。走路摇摇摆摆、垂肩驼背、扭扭捏捏都是不正常的姿态。如果孩子脊柱看上去一切正常，但走路姿势有异样，也可能是足部的问题引起的，一定要引起重视，并纠正扁平足、高弓足等足踝异常情况。

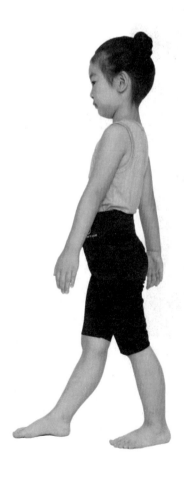

· 从容、平稳、走直线
· 平视前方，不可左顾右盼
· 步幅适当

02 良好的睡眠是脊柱健康的保证

脊柱的健康与睡眠息息相关。人的椎间盘就像海绵一样，小孩的椎间盘里面主要是水和黏多糖，90%都是水，水分越多，营养越丰富，椎间盘越年轻。站立时，脊柱长期受力，得不到休息，椎间盘无法吸收更多水分；躺下时，椎间盘没有受力，营养就进去了。睡眠除了可以让生长激素分泌旺盛之外，人在躺平之后，脊柱不受力，椎间盘质量会变好，劳损程度就会减轻。这也是睡眠可以让人长高的原因之一。

现在很多小学生、中学生大多数都是6点半就要起床，中午能休息一个小时，晚上10点半以后才能睡。其间大部分的时间是坐着学习，活动身体的时间少，脊柱长期处于不良姿势，两侧肌肉最容易疲劳和受伤，积累得多了，脊柱骨的关节会出现错位，导致颈椎综合征和腰椎病痛。

儿童睡姿对脊柱的影响

临床上大量研究数据表明，脊柱问题与平常的生活方式、生活习惯有着密不可分的关系，长期保持不正确的睡姿是脊柱出现问题的重要外因之一。

一般来说，我们的睡姿基本上有三种：仰卧、俯卧与侧卧。仰卧时，只要床舒适，人体能保持自然的生理弯曲，腰椎间隙压力可明显降低，从而减轻腰椎间盘后凸，是腰椎间盘突出症患者的最佳睡姿；侧卧时，由于心脏在人体左侧，不宜施加太大的外来压力，应以右侧卧为主，上身尽量保持直挺，两臂自然弯曲，腿部自然弯曲，即臀部以下弯曲、臀部以上伸直；俯卧时，人的头颈往往处于向一侧极度扭转，胸部受到压迫，于是易引起颈部肌肉、韧带、关节的劳损和退行性病变，也易导致腰椎前凸增大，加重心肺负担，故不宜采用。此外，人在睡眠中应当适时翻身，保持同一姿势不要超过2小时。

当人体处于仰卧位时，通常床面并不符合我们的脊柱生理弯曲，时间久了反而会导致颈、腰疼痛。因此一定要选择一个高度合适的枕头，同时在膝盖下方垫个软垫，这样的"微调"可使整个身体有足够的支撑力，全身肌肉才能充分放松休息。脑血栓、关节炎、腰椎间盘突出症患者尤其适合仰卧的方式。

儿童在睡觉时，应避免趴着睡，多采用仰卧、侧卧方式，侧卧时身体和床面保持90°；日常使用的枕具，应以自身拳头1至1.5倍的高度为准，颈部不宜悬空；床垫最好选用中等硬度的，以次日起床时全身无不适感为宜，切忌选用很软、睡上去有明显凹陷感的床垫，建议选用有一定弹性的乳胶床垫。

为孩子选择合适的床和床垫

床的软硬度对脊椎的适应能力有重要影响。人体的生物力学结构显示，人在躺着的时候，身体有后脑勺、两个肩胛骨、中背部、骶尾部、两条腿共七个支撑点。由支撑点支持平躺的躯干，支点之间的肌肉因不必负重而呈放松状态，有利于充分休息，使肌肉疲劳很快得到恢复。如果床很软，甚至像水一样（如水床），人躺在上面，身体各部分受力较平均，这个"平均"的力会让肌肉产生"抵抗"的反作用力，因此无法很好地放松。当然，如果床过硬一样会不舒服，因为过硬的床对身体支撑点的压力会加大，即会有"硌"的感觉，也不利于身体的舒适。要选择软硬适中的床，而且要适当大一点、长一点，以便孩子睡觉的时候可以自由翻身。

床垫软硬不同，各人喜好也不同。这与居住地区的气候、温度、湿度、个人生活习惯、经济条件等原因密切相关，但可以睡出健康的床垫标准是一样的。自从有了弹力床垫，几乎家家户户都放弃了木板床，松软的床垫初躺下去的确很舒服，但是若从长久的健康角度出发，则非常令人担忧。床铺过于柔软，人体因本身重量压迫而形成四边高、中央低的状态，不仅增加了腰

058

背部卧侧肌肉的张力，也势必使头颈部的体位相对升高，如同高枕对头颈部的影响一样，将导致局部肌肉韧带平衡失调，从而直接影响颈椎本身的生理曲线，长年如此将加速颈椎的退行性变，直接导致颈椎病的发生。

合适的床铺应有较好的透气性，能符合人体的生物力学要求，有利于保持颈椎、腰椎的正常生理曲线，维持脊柱的平衡状态。

床具的种类有很多，如木板床、弹力床、土炕、水床、气床等，各种床具有各自不同的优缺点。但无论什么床具，只要是过于柔软的床具，都会影响腰椎正常的生理曲度，造成腰部肌肉、韧带的收缩、紧张及痉挛，从而加重临床症状。

床具要使人体在仰卧位时保持腰椎正常的生理前凸，侧卧时保持腰椎不侧弯。较理想和经济的选择是木板床，并在床板上铺厚度适当、软硬适宜的褥子或海绵床垫。同时，还要保证充足的卧床时间，这样能最大程度地减轻或解除腰部肌肉的收缩、紧张、痉挛。

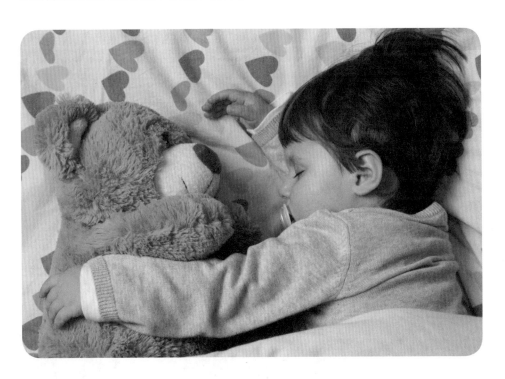

为孩子选择合适的枕头

我们经常说"高枕无忧"，其实是不对的，尤其对正在发育中的孩子来说更是不可取，高枕可能造成落枕。选择适合孩子的枕头和床一样重要。睡觉时一定不要光枕头，还要枕脖子，脖子悬空很不利于颈椎健康。枕头对于睡眠的影响更大。睡觉时不仅需要保持颈椎的正常生理弯曲，而且要保证头部的血液循环和呼吸道通畅。如果枕头过高，平躺时不利于很好地维持颈椎正常生理弯曲，而使颈椎形成向反方向弯曲的趋势，不符合生物力学结构，造成颈部肌肉僵硬，长期下去会使生理弯曲不足、变直，甚至反张，而且呼吸道不是很顺畅，所以枕高枕会出现打鼾的现象。当侧身躺着时，枕头过高会使颈部侧向抬高，肌肉不能充分放松，同样会紧张过度，如果再着凉，就很容易落枕了。

枕头硬度需要根据人体的生理结构来决定。软硬度要适中，弹性要好。如果枕头过硬，脖子的肌肉、头部与枕头接触的地方会局部过度挤压而使血流不畅，容易造成僵硬不适；如果枕头太软，反而很难维持一定的高度，不能充分支撑住头、颈部，会造成疲劳。枕头的长度也要合适，要使翻身的时候头部和脖子可以枕到枕头。枕芯一定要合适，要透气，吸湿性能要强等。

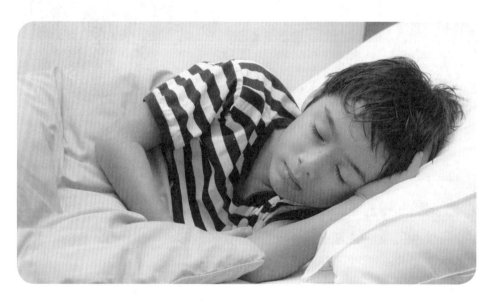

选择枕头有两点要注意。第一，许多颈椎枕是波浪形的，但是波浪形状必须符合你的颈椎形状，否则你在睡觉时会感到颈椎疲劳，甚至疼痛。市场上的许多颈椎枕波浪形状过宽、过大，很漂亮，却不实用。第二，有一种非常昂贵的、弹性很差的颈椎枕，手感非常好，但是太软，不符合枕头支撑颈椎这一基本功能的要求，并不具备治疗颈椎病的功能。

儿童卧房环境注意事项

睡眠对于儿童来说至关重要。通常当他们周围有异常情况时，就会醒来并开始哭泣，这会使整个家庭都感到不安。因此，为了确保孩子的睡眠时间和质量，父母还需要采取措施为孩子创造一个良好的睡眠环境。

保持睡眠空间声音适宜

当孩子睡觉时，如果周围有噪音，孩子很容易被惊醒，但是如果孩子周围太安静，则会对声音更加敏感，只要一有声音就会被惊醒，因此请尽量保持安静，但不要太刻意。日常活动发出的声音仍可以帮助宝宝入睡。

保持睡眠空间光线适宜

光线对孩子的睡眠有很大的影响。当孩子在黑暗的环境中时，有助于进入睡眠状态，因为孩子会在黑暗的环境中分泌某种物质，从而可以稳定孩子的情绪。如果孩子周围的光线很强，即使孩子在睡觉，睡眠质量也会受到影响。如果担心孩子晚上会醒来，可以在孩子的床尾放置夜灯，最好是温暖的颜色，不要太亮，以免影响到孩子的睡眠。

保持睡眠空间温度适宜

除了光之外，温度对孩子的睡眠也有很大的影响。特别是在夏天，许多父母无法很好地控制温度，太热会导致儿童出疹子，太冷会使孩子感冒，因此父母应将室内温度控制在25℃，这对孩子的睡眠是最有利的。

03 常晒太阳，脊柱健康

万物生长靠太阳，而人体也是如此，尤其是少年儿童时期正是身体发育的关键时期，经常晒太阳有助于维持脊柱健康。因为人体体内正常的脏腑功能全靠阳气来支撑，阳气充盈，人体对抗疾病的能力就会提高。晒太阳能补阳气，起到温经通脉的作用。现代医学研究也证明，太阳光确实能影响人体健康。太阳光包括紫外线、红外线和可见光三部分，其中紫外线是一种藏在阳光中、人们肉眼看不到的光线，对人体健康有非凡的作用。它能刺激身体造血功能，帮助身体提高免疫力，改善体内糖的代谢，促进钙、磷代谢和体内维生素D的合成，有效促进血液循环，增进食欲，强健骨骼。另外，阳光中的紫外线还可以杀灭空气中的细菌，增加皮肤抵御外来细菌的能力。

红外线也是一种不可见的光线，但却是阳光中的主要光线，占据了光谱60%的比例。红外线对人体也有着非同一般的，它可以透过皮肤到达皮下组织，进而对人体进行热刺激作用，促使皮下组织血管扩张，加快血液流通，促进体内新陈代谢，并起到消炎镇痛的作用。

经常晒太阳有利健康，无论春夏秋冬，都应走出家门，多与阳光接触。阳光有一股神秘的力量，能赶走身体中不良的情绪，而且对身体极为有益。不过，不恰当的晒太阳方式也会给人体带来损伤。所以说，晒太阳其实也是一门学问，要选择恰当的时间和方式。

应选择好天气

天气的好坏会直接影响太阳的照射。风和日丽的天气中，阳光较温暖、平和，适合调理身体；而大风天、雾天都不适合。

要注意晒太阳时间

早上吃过东西后，待露水、雾气散去时，最适宜晒太阳，此时阳光温暖而不炎热，晒到身上很舒服。如果是正午，则不宜晒太阳，尤其是夏季，过度暴晒反而会引起头晕、皮肤干痒等问题。最好在每天上午10点以前，或下午3点以后晒太阳，每天两次，每次20～30分钟即可。

晒太阳时最好戴防护镜

阳光对眼睛的损害非常大，它会刺激视网膜，并在视网膜上留下灼伤的痕迹。人们在强光下看书或被强光刺激眼睛后闭上双眼，会看到有小圆圈在眼前浮动，那便是阳光灼伤后的痕迹。因此，在晒太阳时最好戴防护镜，以防紫外线直接射入眼睛。

晒太阳也应该到户外

尽管室内也可以晒太阳，但现代医学研究提倡边晒太阳边走动，这样更利于阳光的充分吸收。而且经常出去晒晒太阳，有助于赶走不良情绪，快乐生活。

不宜晒太阳的时刻

晒太阳不宜选在空腹、饱腹或疲劳时。因为空腹、饱腹或疲劳时，血液循环的重点一般在胃肠或大脑，而太阳的温暖会强制性扩张皮下血管，刺激血液循环，容易导致人头晕目眩，甚至出现晕倒、休克等症状。

其实晒太阳并不需要拘泥于一定的形式，只要有晒太阳的保健意识，随时随地都可以晒。不过，在这里要提醒大家的是，尽管晒太阳的好处多多，但也应有度，一旦孩子皮肤出现发红、脱皮或红疹等情况，应立即停止晒太阳，以免对皮肤造成更深的伤害。

04 四季如何保护儿童脊柱

《黄帝内经》云："人以天地之气生，四时之法成。"可见，人体健康与四季的气候变化息息相关。每当天气转凉，很多人的脊柱就会出现问题。因此，儿童脊柱的保养也应顺应春、夏、秋、冬四个季节的变化规律。

春暖花开季很适合脊柱保养

春天，人们纷纷走出空调房，到户外活动活动筋骨，这对于脊柱保养而言非常有利。

春季阳光充足宜人，孩子晒太阳益处多多。它能让人体充分摄取维生素D，而维生素D可促进人体对钙的吸收，强健骨骼，对于维护颈椎稳定、健康非常有帮助；晒太阳还可祛寒，并促进血液循环。很多孩子都很喜欢的活动——放风筝，在春季也非常流行。放风筝除可锻炼颈部肌肉、维系脊椎生理曲度外，还能活动全身肌肉，促进身体健康。

春季人体细胞活跃、代谢旺盛，能够摄取大量的营养，要利用这个好时机让孩子充分补充营养，调节身体功能。唐代医学家孙思邈曾言："春日宜省酸增甘，以养脾气。"可适量吃些大枣、蜂蜜之类滋补脾胃的食物，少吃过酸或油腻、糯米团饼等不易消化的食品。还要多吃蔬菜，如芹菜、菠菜、白菜、油菜、莴笋、绿豆芽等，以补充维生素、无机盐及微量元素。

春季虽然很适宜脊柱保养，但由于春季气候不太稳定，还要注意以下几点：

①注意颈部保暖，特别是早晚以及睡觉时，切不可因为天气转好而粗心大意，乍暖还寒时有发生。

②春季湿气重，人体毛孔又舒展开来，活泼好动的孩子很容易出汗，父母要及时为孩子擦干身体，预防湿气侵入。

夏季扇凉不要扇背

夏天天气炎热，很多人都喜欢吹空调、风扇以缓解炎热的感觉，尤其是孩子，总喜欢动来动去，更容易出汗，在休息时难免会背对空调或风扇贪凉。但这种做法极有可能是孩子夏季生病的根本原因。因为背部是阳中之阳，五脏、穴位都汇集于此，风寒、邪气容易通过背部侵入身体，通过寒冷刺激背部脊柱两旁穴位，影响肌肉、骨骼和内脏的功能，从而引发疾病。尤其是人大汗时，腠理皆开，背对吹空调、风扇，甚至是感受扇扇子的风，都容易被风邪侵入身体，进而危害脏腑。

另外，中医认为，背部大部分区域是肺部的反应区，着凉后容易引发咳嗽等呼吸系统疾病。在保护背部时，要注意以下几点：

①夏季吹空调、风扇时，尽量不要背对着空调、风扇。如果真感觉炎热，可稍远迎面而吹，既感觉凉爽，又不至于造成身体上的伤害。

②夏季孩子应避免打赤膊，无论多炎热，都应穿着衣服，保护好腹部以及背部。

③如果背部已经受凉，则在添加衣物的同时，可采取用热毛巾敷背的方式来驱走背部的寒凉。另外，也可以通过背对太阳的方式，来驱走体内的寒冷。当然，最好是早上9点左右晒太阳。

总之，由于背部汇集了五脏和穴位，受到寒凉的风邪后最容易影响五脏以及经络，因此应格外注意保护。

入秋后注意保护颈椎

在秋季，尤其是夏秋交替时节，天气逐渐变得干燥。肝肾上火容易导致虚火过旺，引起肝肾功能失调，引发颈椎病。而且，入秋后温度多变，很多人的作息习惯仍然停留在夏季，继续熬夜、不盖被子、睡凉席和凉枕，易受风寒湿邪侵袭，从而引发血管痉挛、肌肉僵硬等。

因此，秋季应随时关注气候变化，及时更换床上用品，挑选合适的枕头；还要做到起居有规律，避免晚上躺在床上看书、看电视而导致颈椎疲劳等。此外，还要特别注重颈部保暖。

在饮食上，秋季应多吃清火食物，如新鲜蔬菜、黄瓜、橙子等都有很好的效果。

冬天要保护颈椎和腰椎

围围巾保护颈椎

在冬天穿立领装、围围巾，不管是为了时尚美观，还是为了防寒，都是一个非常好的习惯。

中医学认为，颈部是人体的"要塞"，分布有很重要的穴位，比如颈椎上有大椎穴、风池穴，还有延伸到肩部的肩井穴，如果受寒就会影响颈部气血运动，不仅会使颈部不适，还会影响咽喉、背部、头面五官或躯干脏腑的功能活动。长期反复受凉，小则易患感冒，大则易患风湿病等。因此，天冷的时候，要避免穿过于低领的衣服，可以围稍厚一点的围巾，尤其是女孩子，这样既美观又非常保暖，可以避免头颈部血管因受寒而收缩，使脑部的血液循环减慢，对高血压病、心血管病、失眠等都有一定的好处。

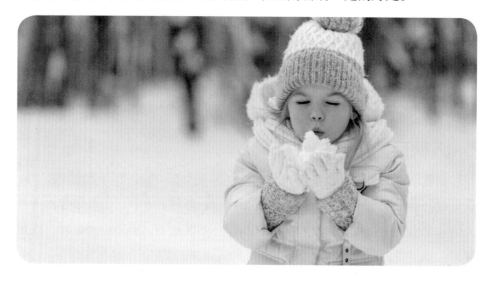

腰椎也要保护好

每年进入冬季，腰腿痛的患者就明显增多了，尤其是上班族和中老年人的发病率明显上升。这是因为冬季人们易受风寒刺激，机体血管收缩，血行缓慢，而筋肌紧张收缩，导致脊柱关节力学平衡被破坏，椎间盘内因受力改变导致退变加速。这个时候如果不注意调养，就很容易发生腰腿疼痛问题。另外，冬天风寒湿邪侵袭人体，容易诱发腰椎病患部位疼痛。同样，少年儿童在冬天也要注意腰椎的保护，在冬天，由于天气寒冷，户外活动时间也会减少，加上长时间久坐学习，孩子很容易出现腰背疼痛。那么，在冬季要如何做好腰椎保健呢？

①冬天是闭藏的季节，这时人们应该早睡，适当晚起，保持充足的睡眠，避免过度、剧烈的体育运动。对于腰椎病急性发作期患者而言，更要注意适当休息，病情严重者需卧床休息2～3周。

②提前做好防寒保暖。冬季气温变化大，要做好颈部、腰背部的保暖。冬季感冒时会出现咳嗽、打喷嚏等症状，打喷嚏、咳嗽时腹压增加，容易加大腰椎间盘内的压力、拉伤背部肌肉。因此，应适时增加衣物，预防感冒，防止腰背疼痛。

③保证睡眠，避免过度锻炼。无论是睡眠、休息，还是学习，甚至日常一些动作，都要保持良好的习惯，时刻不忘对腰椎的保护。如看电视或做其他事情时，保持一个姿势的时间不要太长，每隔一个小时左右就要站起来活动活动，让紧张的腰肌松弛一下，这样可以有效防止腰痛。

④适当食用有补益作用的食物。在冬季，可以有针对性地给孩子食用一些具有补益作用的食物。寒性体质的孩子，平常怕冷、怕吹风，经常手脚冰冷，可食用一些温热性食物，如桂圆、大枣、栗子、蜂蜜、羊肉、海虾等；体质虚弱的孩子，平常精神萎靡，说话有气无力，时有腰酸背痛、睡眠欠佳，可食用一些补血益气的食物，如红薯、山药、黑豆、香菇、猪肝、鸡肉、牛肉等。

05 这些伤脊行为要避免

少年儿童时期，由于活泼好动，关节又相对柔软，是脊椎形状最容易发生异常位移的阶段。以往属于中老年疾病的脊椎病，如今却呈现明显的年轻化趋势，其原因就在于没有养成良好的生活习惯，陋习多多。学生正处于生长发育的关键时期，从点滴做起，培养良好的习惯，拥有健康脊背。

书包过重

双肩背的书包如果太重的话，身体前倾太厉害，导致负重线改变，学生的脊柱可能向前弯曲，影响体形。单肩背的书包太重会造成脊柱侧弯，严重危害青少年身体健康。其实，正常的书包重量在2千克左右即可。学生们要注意及时清理书包，丢掉杂物，只在书包里放必要的书籍和文具。

伏案写作业

学生的课业繁重，长期伏案写作业，如果姿势不正确，就会导致颈椎侧弯。其实，只要挺直身体，不趴在桌子上，就可以预防颈椎侧弯，也会改善由于繁重的课业而带来的疲累感。

许多学生爱趴在桌上写作业，这是一种很不好的习惯，会造成驼背、鸡胸等，严重影响身体发育。孩子坐着时经常向左或向右歪斜，可导致脊椎侧弯，从而引发脊椎病变，或造成韧带拉伤。而且趴在桌上写字，眼睛离笔尖太近，姿势又太斜，就会造成屈光不正，导致斜视。

因此家长要及时提醒孩子采取端正的写字姿态，不要让孩子埋头写作业；应告诫孩子使用正确坐姿，手离笔尖一寸，胸离桌子一拳，眼离书本一尺；在学习超过1小时后，应该适当地活动一下，可以伸伸懒腰、扭扭脖子，给脊柱减压，防止脊柱变形。

低头走路

很多学生喜欢低着头走路，一方面是由于书包比较重，背部有压迫感；另一方面是因为长期如此，不加注意，最终形成了习惯。但是这个习惯是要不得的，低头走路很容易产生驼背，而长期的弯腰驼背会破坏脊椎的正常生理结构，影响青少年长高，严重的甚至会导致脊椎病变。一个抬头挺胸的身体姿态，不仅可以让你拥有健康的脊椎，还可以增强你的自信心，积极地感受生活。

沉溺电脑游戏

很多学生沉溺于电脑游戏不能自拔，这对脊椎的健康是非常不利的。有一项关于高中生的调查显示，每天读书超过8小时者，仅有24.4%的人脊椎有侧弯情形；而每天使用电脑超过4小时者，却有81.6%的人脊椎有侧弯情形。

电脑在人们的生活中已经不可或缺，尤其是现在孩子使用电脑上网课的时间也越来越多，让孩子不碰电脑是不可能的事情。因此，要保护孩子脊椎健康，就要严格控制他们用电脑上网、玩游戏的时间，即使用电脑学习，也要使颈椎保持正确的姿势。这就要遵循以下四个原则。

①我们在使用电脑时，可选择靠背高度合适（从臀部至枕骨）、有扶手的椅子，最好使整个臀部都坐在座椅上，使背部靠到椅背上，维持背部挺直。

②1小时左右起身活动一次，伸展一下四肢。

③电脑屏幕放在视线前方，最好能垫高一些，使目平视最佳，也可仰视，这样可避免颈部歪斜造成酸痛。

④坐的时候不要跷脚，双脚可前后交错放，以长时间维持坐姿。

久坐沙发

现代人生活条件好了，几乎家家都有沙发。沙发很舒服，但坐久了很容易出现脊椎病变，最常见的问题就是胸椎关节错位。除了会有"假冠心病"的症状外，还会出现背部酸痛、紧痛，有时前胸部一侧还会出现酸紧痛，在转头、转身或者咳嗽的时候，疼痛都会明显加重。

经常坐或睡沙发对青少年的影响更大，因为青少年的骨骼正在发育，比较柔软，有一定的可塑性，胸椎很容易变形。有人做过统计，长期在沙发上睡眠的青少年，脊椎畸形的差不多达到了60%。

另外，经常坐沙发也会给腰椎带来危害。因为沙发很柔软，我们坐在上面的时候，身体重心就欠稳定，常随着沙发内弹簧而晃动。这时我们就会时不时有意无意地挪动身体，以求得身体新的平衡与稳定。坐的时间久了，频繁的体位变动会使腰椎椎间关节很容易发生错位，进而导致腰部疲倦无力。

所以平时我们在学习、工作累了的时候，最好在床上休息，或者在选购沙发的时候选硬一些的沙发，不要选那些太松软的，否则人瘫坐在里面，虽然感觉很放松，但对脊椎一点好处都没有。

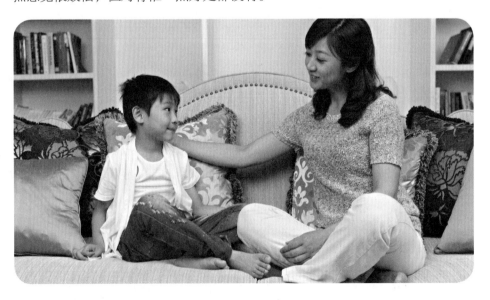

躺在床上看书

看书学习可以让我们的眼界更加开阔，但躺着看书并不可取，尤其是身体正在发育的少年儿童。躺着看书不仅对视力不好，还很容易患上颈椎病。

我们的脊椎有4个生理弯曲，颈椎是向前凸的，呈一个反"C"形。如果我们经常躺在床上看书，原本呈反"C"形的颈椎会慢慢变直，或向反方向弯曲，我们便称为"颈椎反弓"。

当我们躺着看书时，颈部会向前屈，这样会导致颈椎后纵韧带、黄韧带、棘间韧带和棘上韧带处于紧张状态，并累及所属肌肉或相关肌群出现过度肌紧张。此时，处于上方的椎骨下关节突会滑至下位椎骨上关节突的上部，造成关节面错开，关节囊紧张。同时，本应靠仰卧获得放松、复原的椎间盘，因颈部前屈而使其前部受到挤压，髓核后移，纤维环受到牵拉。长期这样的结果是软组织损伤，进而加快椎骨、椎间盘及周围软组织的退变进程，最终会因脊髓、神经根、椎动脉受压而出现颈椎问题。

因此，要让孩子改掉卧床看书的毛病。看书就在书桌前看，并保持正确的坐姿。且看书时，上身端正，胸部稍稍挺起，最好把书举起来，眼睛平视，以减轻肌肉疲劳。如果做不到这么标准，坐在床上看书也别超过15分钟，可以适当地改成一腿弯曲、另一腿伸直的姿势，两三分钟交换一下，避免让身体的受力点集中在骨盆或腰椎的一个点上。

躺着看电视

不管是成年人还是孩子，都很喜欢仰靠在沙发或者床上看电视。尤其是天气变冷之后，更是喜欢钻在被窝里躺着看电视，有的侧卧身子看，有的靠在枕头上看。这种看电视的姿势极容易引发颈椎病。

孩子躺在床上看电视的时候，躯体活动就会相应减少，头部窝在枕头中，颈部屈曲严重，尤其是一旦被故事情节吸引时，头部就会不知不觉长时间保持同一个姿势，颈椎也就同样处于一种紧张的僵直状态，这样就会使颈部肌肉疲劳僵硬。当头部转动时，肌肉应答能力就会减弱，导致关节错缝、肌肉扭伤，诱发颈椎病，严重的甚至还会出现关节脱位。因此，绝对不能只图舒服而躺在床上看电视，正确的看电视姿势应该是采取坐姿，而且要每隔一段时间就活动一下颈部，变换一下姿势。

不过，看电视是孩子的主要娱乐活动之一，坚决不看电视也是不可能的事情。为了避免颈椎和腰椎受到伤害，看电视时要注意以下几点：

①电视机放置的高度要适当，即电视机屏幕高度应与视线相平。观看视角过高或过低都会造成观看者的脊柱弯曲度改变，使颈椎和腰椎周围肌肉紧张，肌力分布不正常。

②观看电视时，应经常调整身体的姿势。时间较长时，最好起身进行一些腰部活动，以及时缓解腰部疲劳。

③采用一些辅助性措施，如腰部垫枕、用脚凳垫着下肢等，以保持腰部的自然位置，使腰部不感到过度紧张。

④看电视的时间不要太长。

盲目节食减肥

现在的孩子每天接触的信息极多，又缺乏一定的辨别能力，往往很容易受到一些错误的、单一的审美观的影响，盲目追求以瘦为美。有些女孩子希望自己有苗条的身材，就盲目节食，控制对各种食物的摄取，长期下去，体形虽然变得非常苗条了，但由于身体生长所需要的各种营养物质的缺乏，身体就会出现一些不正常的现象。

我们不应推崇以瘦为美，而应追求一种健康的生活方式。选择"节食+药物"的减肥方式，往往会打乱人们正常的饮食结构与饮食平衡，使人体营养不良；只吃蔬菜和水果等粗纤维食物，很容易造成钙质吸收障碍，身体为了最大限度地保护自己，只好无奈动用自身的存储，使包裹在脂肪中的腰椎在短时间里压力加重，导致骨质疏松症状，进而引起腰椎间盘突出症。

一味地追求身体苗条只会适得其反。如果孩子在突然之间对自己的身材产生怀疑，想要节食减肥，作为父母应该加以重视，及时帮助孩子调整心理状态。如果孩子确实是体重偏重或是肥胖，应该帮助孩子选择科学、健康、合理的瘦身方式。

脊柱的生理弯曲是女性形体美的生理基础。女性脊柱如果出问题，会造成颈背部僵硬，头都抬不起来；胸部不挺，含胸扣肩；胸椎侧弯，两肩高低不一；腰椎向前挺不起来，自然容易弯腰驼背，加上坐姿不正确，无形中将脂肪堆积在胃脘部、下腹部和双侧胯部，这样的体态根本谈不上优美。

而对男性而言，如果没有一个挺拔的姿态，不但缺乏男子汉气概，就连基本的精神头都没有。

所以，要给孩子输入正确的审美理念，要先有健康的整体身形，才有细节的曲度线条。如果你有一个健康的脊椎、健康的生活习惯，进而拥有舒适愉悦的心情，整个人的好气质就能由内而外散发，拥有迷人的风采。

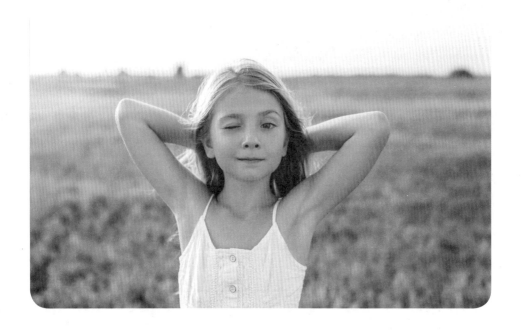

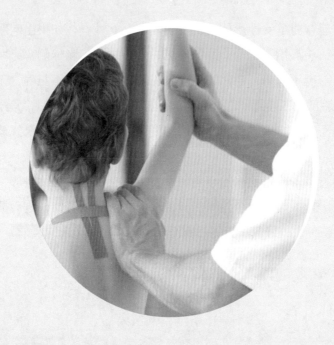

适度锻炼脊柱可以缓解疲劳、调节气血、防止疾病的发生。

日常生活中多做关于脊柱保养的锻炼，

能够有效放松背部、肩部以及腰部，

可以预防腰间盘突出、驼背等。

第四章

加强运动，
增强脊柱活力

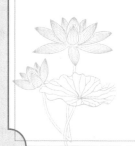

01 孩子如何选择运动项目

1~2岁	宝宝可以进行走、跑、跳跃、上下台阶、扔球和投沙袋等运动，可以玩干净沙子、踢球等游戏。
2~3岁	宝宝可以做跑、跳、攀登、上下楼梯等运动，玩玩夹球跳、立定跳远、足尖走、接抛球、踩影子、金鸡独立等游戏。
4~6岁	可以将运动与游戏结合起来，增加孩子们的运动兴趣和身体的协调能力。比如让孩子在户外的游戏区过独木桥、跳舞、丢手绢、玩老鹰抓小鸡等。
6岁以上	孩子可以进行游泳、慢跑、快步行走、滑冰、骑车等运动。可以每周3~5次，每次20~30分钟，每天不超过2小时，分2~3次进行。还可以跳绳、跳皮筋、蛙跳、纵跳摸高等，使下肢得到节律性的压力，充足的血液供应能加速骨骼生长。每天1~3次，每次5~10分钟为宜。

　　举重、举哑铃等负重运动或长距离跑步运动，并不利于孩子的骨骼成长，因此不建议孩子练习。网球、羽毛球、乒乓球等单侧肢体类运动，过多地锻炼也会造成孩子肢体发展不平衡，影响骨骼发育的走向，因此建议孩子在做单侧类运动的同时加入双侧运动。

　　运动必须坚持适量原则，运动量太大或太少都达不到预期的效果。

02 增强脊柱健康的户外活动

对于处在生长发育期的少年儿童而言，充分光照是有利于骨骼发育的。充足的阳光促进脊柱骨骼生长，多晒太阳有利于骨骼发育。因为人体皮肤受阳光照射可以合成维生素D，而体内大部分的维生素D都有赖于太阳光照合成。维生素D经过羟化后可以形成25-羟基维生素D，可以促进肠道对钙元素进行吸收，进而提升钙元素的含量水平，有利于钙盐向骨骼中沉积，进而使骨骼发育，提升骨密度，增加骨质量，使骨骼坚韧程度提升。因此，孩子应多参加一些户外运动锻炼。

骑平衡车

骑平衡车可以锻炼孩子的平衡和神经反射能力，使肩、脊、四肢、脚腕得到全方位的锻炼，增强身体的灵活性。骑平衡车时，通过全身肌肉都在运动，身体处于活跃松弛的状态，能够促进孩子大脑发育，提高智力。

骑自行车

骑自行车是一种融娱乐和健身为一体的健身项目。在骑行时，臀部及下肢肌肉有节奏地伸缩，可有效保护脊椎，使人体的呼吸、循环系统工作加快，长期锻炼可提高人体心肺功能。不仅如此，它还能增强神经肌肉的反应能力，提高身体的灵活性及协调性。

登山

登山可以使全身肌肉和关节得到充分有效的锻炼，尤其是对腰背肌、股四头肌、股后群肌、小腿伸屈肌以及足小肌肌群的锻炼效果更佳，腰肌力量的强壮也会对脊椎产生良好的稳定和保护作用，预防颈腰痛的发生。

攀爬

爬架子、爬绳网、攀树等攀爬类运动能够调动孩子全身各个部位，通过手、脚、眼相互配合，促进身体的协调发展。而且，小孩子最初的自信就是通过对身体的掌控来获得的。孩子一次次地尝试，逐渐地克服更高难度的挑战，勇气、自信也就随之而来。

放风筝

我们在放风筝的时候，有跑有停，有进有退，或坐或立，几乎全身的骨骼和肌肉都要参与。挺胸抬头、左顾右盼，可以锻炼孩子颈椎、脊柱的肌张力，起到保持韧带弹性和脊椎关节灵活性的作用，有利于增强骨质代谢，增强颈椎、脊柱的代偿功能，既不损伤椎体，又可预防椎骨和韧带的退化。也是进行的方法。

玩棍棒

站立，两脚分开与肩同宽，双手握棒平举于胸前，一端下压，一端举过肩部，到达极限位置停留10秒左右，再做反方向动作。玩耍棍棒可以增强人体各部位肌肉的协调性，加强颈肩部韧带的弹性。

拉环

固定一个滑轮，将一条粗绳绕过滑轮，并可在滑轮上滑动，粗绳两端为拉环把手。站立，双手分别握住拉环把手，一手在上，一手在下，拉动绳子，绳子的滑动会带动上肢和肩关节上举，以此达到锻炼上半身的目的。

03 适当运动促进脊柱健康发育

脊柱保健操

摇颈操

摇颈操运动颈椎的七个关节，让颈部活动角度增大，使颈淋巴及颈部血管畅通，可有效改善颈椎不正导致的习惯性落枕等病症。

STEP 01 端坐，目视前方；颈部向右转。

STEP 02 依照右边→右上→右后的顺序，逐次向外上方拉紧脖子，同时微微呼（吐）气。

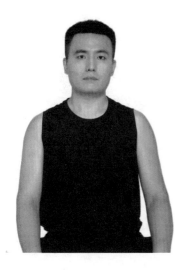

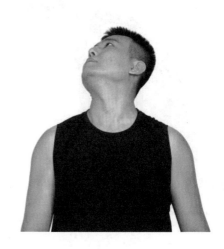

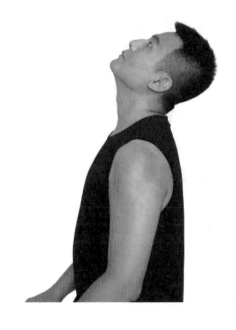

STEP 03　颈椎由下而上运动，转动的顺序是从第七节颈椎至第一节颈椎。

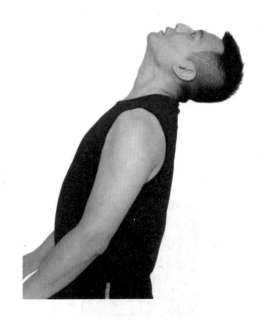

STEP 04　当头往上摇至第二颈椎时，整个头必须往后上方躺，才能牵引到整个后颈肌肉群，达到深层有效的放松。左右各摇10次。

大光环操

大光环操是利用杠杆原理，扳开头、颈、肩部的缩紧肌肉，可有效改善手臂下垂、肩部僵硬、肩胛骨外翻的症状，也能防止习惯性落枕。

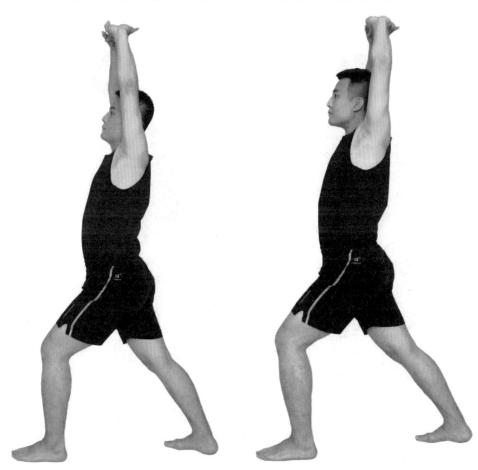

STEP 01　双手掌交叉握住，往上翻，做一个圆形光环。出左脚做弓箭步。

STEP 02　当头部往前伸展时，手光环往后拉，两者相互抵抗3秒，并持续呼（吐）气。放松之后，重复上述动作10次。结束后，换脚换边，并重复上述动作10次。

小光环操

小光环操通过头部及手掌的相反方向拉紧运动，放松肩胛骨上所覆盖的肌肉群，减轻肩头压力，可有效改善外颈肩部酸痛、落枕，还能预防颈动脉压不足、中风及脑细胞退化。

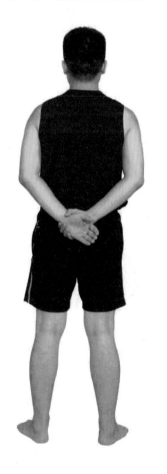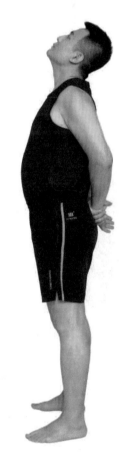

STEP 01 双手背在后腰，右手抓住左手手掌。

STEP 02 当头部往右伸展时，右手必须拉紧左手，两者相互抵抗来伸展肩背部肌肉。拉紧维持3秒并呼（吐）气，放松之后，反复10次。换手换边，重复上述动作10次。

企鹅操

企鹅走路时可爱的摇摆动作，放到人类身上，就是强健脊椎的超级强力法。练操时把肩胛骨当成老虎钳，夹压两旁胸椎，可有效防止椎骨旋转错位，纠正颈椎及胸椎的错位，既保证了颈、胸椎的正常生理曲度，还可以缓解背部刺痛、椎骨关节退化、心肺功能不佳等病症。此外，还可以纠正驼背，让你挺直腰杆。

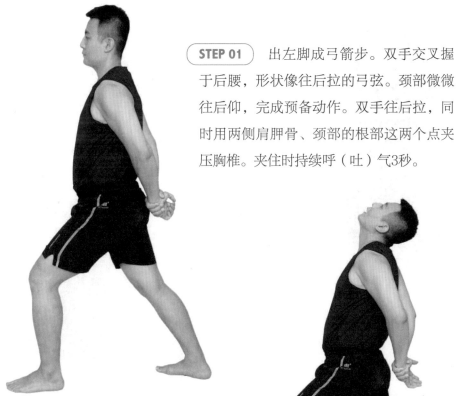

STEP 01 出左脚成弓箭步。双手交叉握于后腰，形状像往后拉的弓弦。颈部微微往后仰，完成预备动作。双手往后拉，同时用两侧肩胛骨、颈部的根部这两个点夹压胸椎。夹住时持续呼（吐）气3秒。

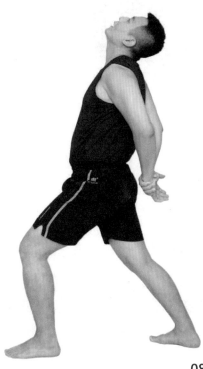

STEP 02 放松之后，重复上述动作10次。做夹紧动作时，头务必要往后仰，增加第六、第七颈椎及第一、第二胸椎的夹压效果。换脚换边，重复上述动作10次。

对抗操

练对抗操时，头部往下压，将拉力延伸到后背，可减轻长时间低头伏案造成的背部疼痛及玩电脑、用手机形成的背部疼痛、后背隆起、肩胛骨不等高等症状，以达到放松背肌、平衡背部的效果。还能有效改善颈椎前突造成的声音沙哑、多痰、晕眩、记忆力不佳及肩膀僵硬、落枕等。

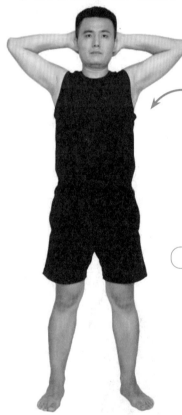

STEP 01 双手交叉抱住后脑勺，在上1/2位置。

STEP 02 利用杠杆原理，双掌往前托，头部往后顶，两种前后的力量互相对抗施力。

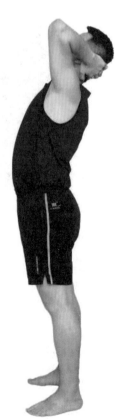

STEP 03 对抗时间维持3秒，并吐（呼）气，然后放松。上述动作重复10次。手掌位置若向左移动，产生对抗，可以强化左侧颈部肌肉，向右移动可强化右边颈部肌肉群。

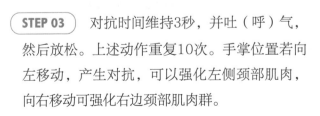

捶肩拍背

这是一个胸椎旋转运动。练习时，上半身快速旋转，使椎体快速旋转，自动微调矫正，带动脊神经畅通、周围软组织柔软，可改善胸闷、睡眠呼吸暂停综合征、胸椎侧弯、背部隆起、胸椎及胸肋关节面错位等问题。

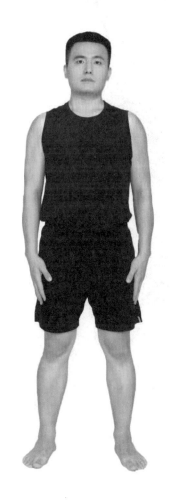 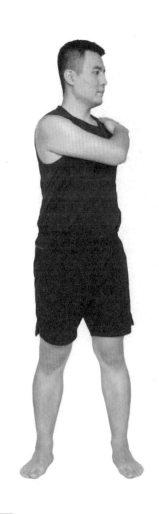

STEP 01 站立，双脚打开约与肩同宽，双手自然下垂。

STEP 02 身体向左旋转，上方手（右手）要抬高超过左肩膀，下方手（左手）尽量往后甩，并拍到腰部。

STEP 03 身体快速向左旋转，同时呼（吐）气，胸椎部位放松。

STEP 04 重复上述动作10次之后，换边旋转。上半身需保持正直。

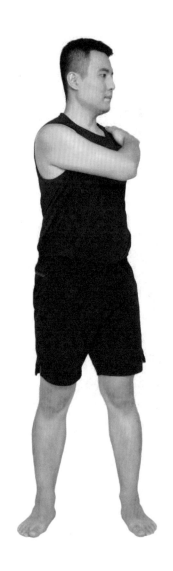
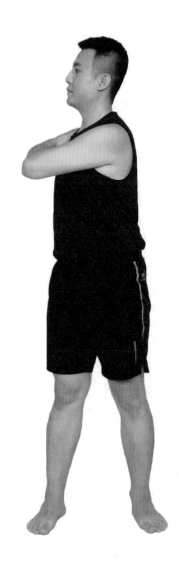

墙角操

墙角操，顾名思义，是借墙角之锐利，切压后背脊椎两旁的软组织，主要是预防驼背和脊柱侧弯，使身体挺直，促进肩背部血液循环，疏通督脉的经络，增强胸腺、乳腺、胰腺、心、肺、肝、胆、脾、胃的正常生理功能，提高免疫力，预防自主神经紊乱（如胸闷气短、房颤、心绞痛、早搏等）。

STEP 01 双手抱在胸前，背部轻轻靠住墙角，斜靠15°～30°。墙角与身体接触的位置介于肩胛骨与脊椎之间，臀部前后摇摆，在后背产生切压的力量。

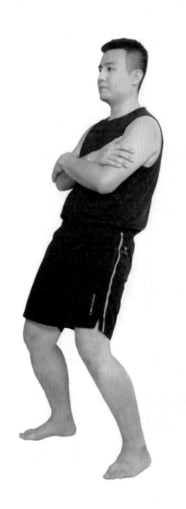

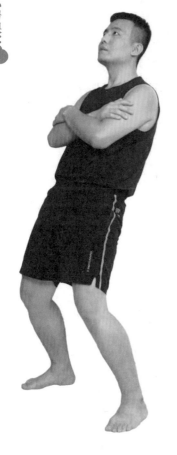

STEP 02 用头部当方向盘，引导身体的切点，当头后仰，位置高时，墙角"刀"也切高一些。

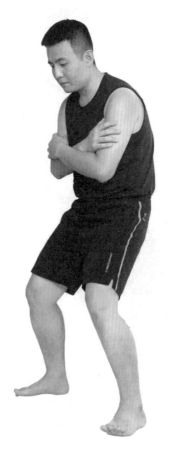

STEP 03 当头往前低，位置低时，墙角"刀"也切低一些。如此达到后背从高到低处的放松。如此上下前后切压20次左右，两边都要放松。

旋腰操

练习此操时，将大腿往后旋转，可强化外腹部及腰部肌肉群。旋腰操必须使用开胸的动作来平衡上半身，让下半身得到相对的旋转力，使腰臀部旋紧。旋腰操能预防髋关节退化、骨刺、椎间盘突出、坐骨神经疼痛，还能改善腰痛、闪腰及腰椎侧弯。

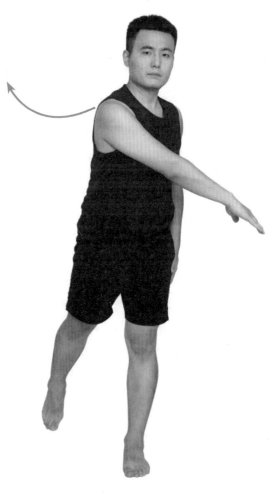

STEP 01 上半身略往前倾，右手往前旋。右腿往后扫，右腿最好能往后画半个圆。

STEP 02 此时产生的扭转矫正点，正好落在腰椎与骶骨周围。做出动作时要配合呼（吐）气。重复上述动作10次，换边旋转10次。上半身尽量往前倾，以达到最佳效果。

"V" 字操

　　练习此操时，想象在骨盆与腰部之间放入一个无形的千斤顶，将自己的腰椎垂直牵引，并水平扭开，随时保持放松腰部。通常较紧的腰也是较容易闪到的，只要增加扳紧的秒数即可放松。常练此操，可改善工作久坐或不良坐姿造成的腰痛，还可预防腰椎病变、骨刺及椎间盘突出。

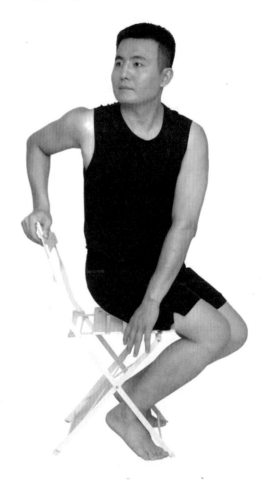

STEP 01　双脚向外勾住椅脚（女生向内勾），将骨盆与下半身锁住。右手绕到后方扶椅背，左手抓住椅子扶手。

STEP 02　身体向右旋转。若是椅子没有扶手，可以双手同时扶椅背扶椅背，增加扭力。

STEP 03　保持姿势3秒，同时呼（吐）气，做气的导引。反复10次之后，再换另一边做10次，同时比较两侧腰部的紧张度。

挺腹操

练习此操时，直接使用腹部肌肉群，引臀向上，强化腹肌与腰肌，巩固骨盆位置，可有效改善腹胀、腹痛、腹肌无力、腰部僵直及骨盆后倾等病症。现代儿童因长时间玩电脑或看电视，骨盆都有向后倾斜造成腰肌僵直的倾向，要特别留意。

STEP 01 平躺，双腿打开，膝盖朝外。

STEP 02 利用腹部牵引力，慢慢提起臀部。臀部上升时，必须把臀部上提的力量放掉，单单只用腹肌的肌力。

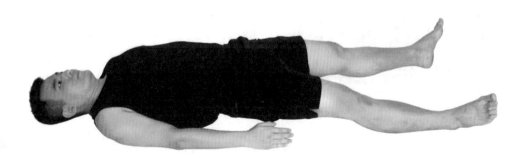

STEP 03 到达顶点时，需维持3秒，并持续呼（吐）气。放下臀部，放松腹肌，稍微休息后连续操作10次。

"4" 字操

"4" 字操着重改善腰部及外腹部的疼痛，表现症状为不能翻身，或有环状放射疼痛，原因是腰的脊椎有脱位或数个腰椎侧弯。常练此操可改善习惯性腰扭伤、腰椎侧弯及腰和坐骨神经痛，可以增加扭转停留的时间，让腰腿慢慢变得更有力。

STEP 01 侧躺，下方腿伸直，上方腿屈膝。

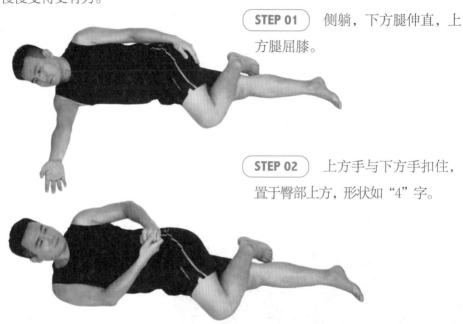

STEP 02 上方手与下方手扣住，置于臀部上方，形状如 "4" 字。

STEP 03 肩部往外上方，臀部往内下方，两者反方向互相扭紧。肩部只能用三成拉力，让扭曲点集中在后腰上。拉紧（扳紧）时，需停留3秒钟，让腰椎产生旋转运动，同时呼气（吐气）3秒。反复10次，换边重复以上动作。

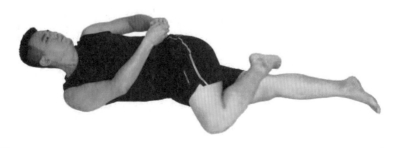

抬腿操

练习此操时，抬高大腿，带动骨盆上下运动，使臀部肌肉群软化，能有效改善和预防下肢循环不良、长短脚、髋关节退化、骨盆周围关节的硬化等症状。可一天做100次，分早、中、晚三次完成。

STEP 01 双手叉腰，先抬起右腿，高度必须超过髋部水平线（这样才有运动骨盆的效果），然后自然放下。抬腿时，膝盖必须向外，以矫正内旋的膝盖，抬起时必须同时呼（吐）气。

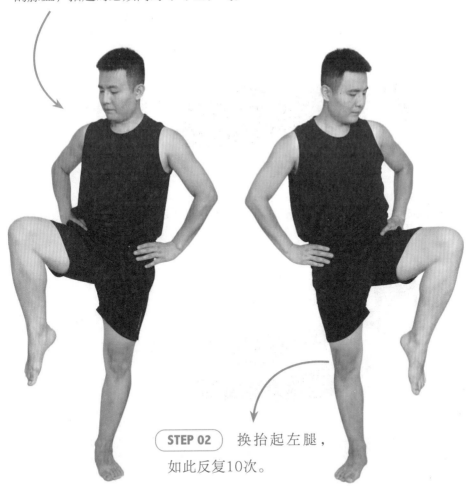

STEP 02 换抬起左腿，如此反复10次。

飞燕式

背肌锻炼的次数和强度要因人而异，功能锻炼的强度应从小到大，以能够耐受为度。每天可练十余次至百余次，分3~5组完成。应当循序渐进，每天可逐渐增加锻炼量。飞燕式适合慢性腰肌劳损、腰肌筋膜炎和腰椎间盘突出症，恢复期必须加强腰部锻炼，否则长期卧床休息或者佩戴护腰，腰部不活动、不受力，会导致腰肌的废用性萎缩和无力。这些动作可以热身完后自己练，不要过分强调高度，以自己能支持住的高度为准。

STEP 01 俯卧，双臂放于身体两侧，双腿伸直。

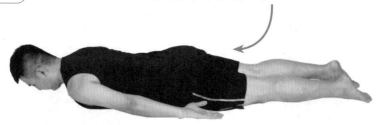

STEP 02 将头、上肢和下肢用力向上抬起，不要使肘和膝关节屈曲，要始终保持伸直，如飞燕状。

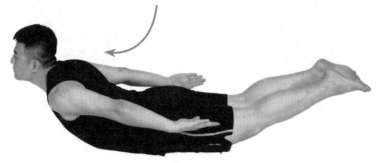

STEP 03 反复锻炼 20~40次。持续3~5秒，然后肌肉放松休息3~5秒为一个周期。

跳绳

一般跳绳30分钟，相当于慢跑90分钟的运动量。当人在跳绳时，双手一圈圈挥动绳的过程中，双肩关节大幅度旋转，能让颈肩得到全方位的锻炼。此外，一次次的跳跃运动，也能在很大程度上活动腰腹部和下肢，舒缓腰椎和腰部肌肉的压力。

应当注意的是，在跳绳前要做好身体各部位的准备活动，特别是足踝、手腕和肩关节、肘关节一定要活动开。开始时应将速度放慢，随着跳绳时间的增长，逐渐提高跳绳的速度。一般而言，慢速跳绳，速度应保持在平均每分钟60~70次；较快的速度，应保持在平均每分钟150次左右。

此外需要注意的是，跳绳前要做好准备工作。

①做好充分的准备活动。准备活动可以放松肌肉，使肌肉达到运动所需的状态。如果准备活动不充分，肌肉、内脏、神经系统功能就会不兴奋，从而使肌肉供血量不足，在这种状态下运动极易造成损伤。

②选择宽松的衣服。不应穿带有口袋的制服，身上不要佩戴金属配饰。要穿运动服和无跟软底鞋。

③选好场地。场地不能过硬、湿滑、不平。

④忌饭前饭后跳绳。空腹时体内血糖较低，跳绳会引起四肢乏力、头晕；饭后消化器官活动增强，跳绳会使大量血液流向四肢，影响食物的消化吸收。

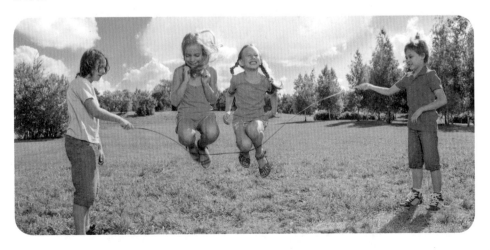

很多女孩子担心跳绳练习会让自己的小腿肌肉变得更加粗壮，其实只要在运动后进行适当的拉伸和按摩，就完全不必担心这样的问题，而且腿部的线条会变得更加漂亮。需要注意的是，在跳绳过程中，人的腿部会长时间保持紧张的状态，所以在跳绳运动结束之后，可以配合乳液或者精油对腿部进行按摩，这样既能避免肌肉酸痛，又能雕塑腿形。

游泳

游泳是锻炼腰背肌的最好方式。其功用在于能够在水中锻炼肌力，还可以利用水中的浮力来舒缓平时受压的关节；另外，在游泳时也可以做到一些在陆地上不能做到的动作，让全身更多的肌肉、关节、韧带得到锻炼，肌肉匀称发展，能对脊椎产生良好的支撑和保护作用，使人的体形更健美。

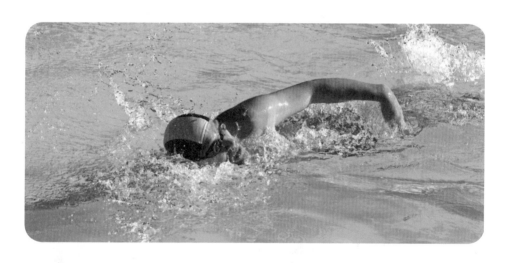

立正

实践证明，儿童坚持立正训练，对矫正O形腿和X形腿非常有效，还能让背部更挺拔。具体做法是：全身保持立正姿势，并上提丹田气。O形腿者要两脚并紧，两膝关节尽力相靠，必要时可用弹性适当的橡皮带绑在两膝关节上，增加内靠力量；X形腿者两膝关节要并紧，两脚跟尽力内靠。每天练习2次或多次，每次坚持20分钟。

跳跃

双脚跳起用手摸树枝、篮球架或者天花板等高处的物体。向上跳跃，10次为一组，每组间隔4~5分钟。要尽量使身体处于较大程度的伸展状态。另外可多参加篮球运动，抢球和扣球时一定要奋力跳跃，积极争夺每一个高点球。

双手吊单杠

让孩子的双手紧握单杠，使身体自然悬空下垂，下垂时以脚尖能轻轻接触地面为佳，然后做引体向上的动作。引体向上时呼气，慢慢下降时吸气。男孩可以每天做10~15次，女孩每天可减少至2~5次，具体的练习次数应视孩子个人的身体素质而定。

注意

吊单杠和跳跃要在孩子自愿的情况下练习，切不可勉强，家长做好监管工作，保护孩子的安全，避免受伤。关于游泳，在下水前需注意水温，且选择专业正规的游泳馆。家长一定要让孩子坚持练习，效果才会明显。

太极拳

练太极拳对人体各部位姿势都有要求，要保持正腰、收颌、直背、垂肩的姿势，长期坚持可以使脊柱的柔韧性增强，颈部关节更加灵活，因此能够有效防治脊柱疾病。

球类运动

球类玩法众多，玩球的时候需要跑、跳，能很好地帮助孩子锻炼脊柱和全身肌肉，促进孩子健康成长。而且球类运动有利于提升孩子们的团队意识和遵守规则的意识。如果家长能陪孩子一起玩，更能增进亲子关系。

乒乓球

打乒乓球时要求全身的协调与配合，可极大程度地改善孩子的体质，增强心肺功能。眼睛紧跟着白色、橙色的小球忽远忽近、起起落落，对晶状体周围悬韧带是一种很好的锻炼，长期坚持可预防儿童近视眼。

一般来说，孩子在6岁左右学习打乒乓球比较合适。这个年龄段的儿童已具备一定的接受能力和行为自制力，身体柔韧性处在最佳时期，意识和机体能力可塑性强。

羽毛球

孩子通过打羽毛球，加大运动量，可以锻炼心肺功能。而且这项运动能消耗很大体力，会让心跳更加有力，承受力和耐久力都会大大提高。

一般来说，小孩打羽毛球最好在6岁以后，太小的孩子打羽毛球容易受伤。

足球

小孩子往往脾胃功能不好，厌食挑食，踢足球有助于新陈代谢，能够起到强健脾胃的作用，可提振食欲。此外通过加速气血流通，心肺功能也得到加强，还能促进身体骨骼的生长发育。7～9岁的小孩子在不影响学习

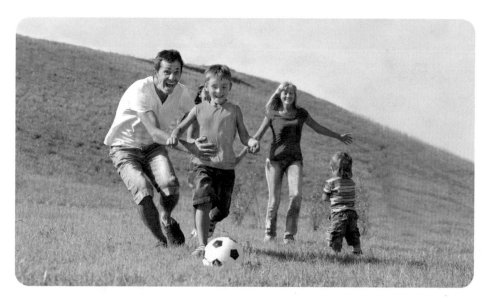

的情况下多玩足球就可以了。强调体能与技术的足球训练要等孩子再大一点开始才比较合适。

棒球

打棒球能够锻炼孩子的定力、眼力以及脊柱、四肢的协调能力，长期坚持能增强孩子免疫力。孩子到了四五岁就可以练习把球往墙壁或屏障丢，再把弹回来的球接住。把墙壁当作对手来投球、接球，是当捕手的基础练习，可以培养正确的控球和投球能力。会投球、接球之后，就能和小朋友一起打棒球了。

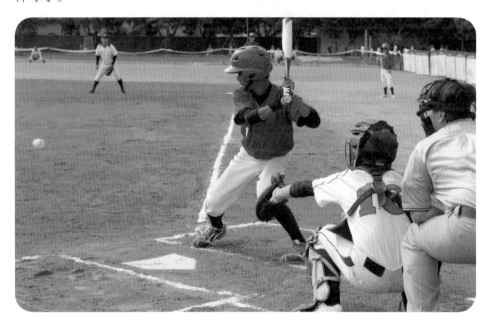

篮球

篮球运动作为一项综合性球类项目，可充分锻炼到孩子身体各个部位，全面有效地提高综合身体素质，促进骨骼发育成长，长期锻炼还有增高的效果。孩子学篮球的最佳年龄是6～16周岁，6～10周岁时主要学一些基本功，基本功要从小打好，而且这个阶段孩子的身体也正在发育，运动能够促进孩子的生长发育，10～13周岁则是孩子开始学习技术的阶段。

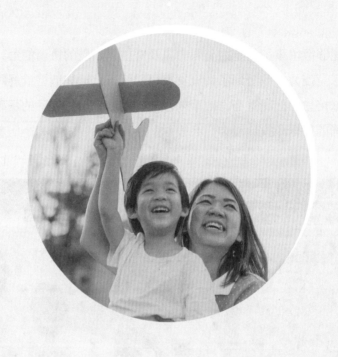

儿童脊柱健康问题很常见，也可预防，
却由于重视程度不够，对儿童身心健康造成巨大的危害。
本章针对儿童高发脊柱问题，
提出了对应的预防和治疗方法，供家长们参考。

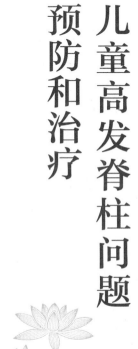

第五章
儿童高发脊柱问题预防和治疗

01 儿童脊柱侧弯

儿童脊柱侧弯是发生在儿童生长发育期间原因不明的脊柱侧凸，由脊柱的骨骼、肌肉及神经病理改变所致。它有别于成年人功能性和退变性的脊柱侧弯，故又称特异性侧弯。

脊柱侧弯的定义

脊柱侧弯俗称脊柱侧凸，是一种脊柱的三维畸形。正常人的脊柱从后面看应该是一条直线，并且躯干两侧对称。如果从正面看有双肩不等高或从后面看有后背左右不平，就应怀疑是脊柱侧弯。轻度的脊柱侧弯通常没有明显的不适，外观上也看不到明显的躯体畸形；较重的脊柱侧弯则会影响婴幼儿及青少年的生长发育，使身体变形，严重者可以影响心肺功能，甚至累及脊髓，造成瘫痪。轻度的脊柱侧弯可以先观察，严重者需要手术治疗。

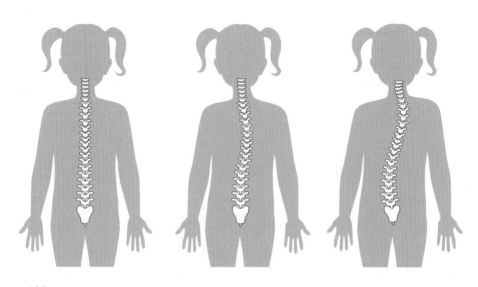

儿童脊柱侧弯到目前为止还没有一个明确的发病原因，据研究，在青少年生长发育过程中，维持脊柱正常生理形态及功能的骨骼、肌肉及神经的病理性改变，如头颈部外伤、营养不良、胸膜炎、腰大肌发育不良，以及体内激素水平的改变、药物的滥用等，均可成为发病的诱因。

脊柱侧弯的中医学认识

在中医看来，人体作为整体，筋与骨处于动静结合的平衡状态，二者相互协调，任何一方受到侵袭都会造成脊柱稳定被破坏，进而引发筋骨失衡，脊柱侧弯即可理解为筋骨失衡，属"龟背"范畴。

清乾隆七年（1742年），吴谦等编著的中医经典著作《医宗金鉴》卷三十五"幼科杂病心法要旨"中的"龟背"即指儿童脊柱侧弯，意指侧弯的儿童背部外观似乌龟的背部。"龟背坐早被风吹，伛偻背高状如龟，内服松蕊丹缓治，外用灸法点龟尿。"——龟背因婴儿坐早，被风邪吹入脊髓，导致伛偻曲折，背高如龟，往往为终身痼疾。这也是中医学中对儿童脊柱侧弯的最早描述。

脊柱侧弯的家庭筛查

脊柱侧弯的典型症状有：双肩高低不平，脊柱偏离中线，肩胛骨一高一低，一侧胸部出现皱褶皮纹，前弯时双侧背部不对称。

儿童脊柱侧弯的早期发现主要靠父母、学校老师或校医。若孩子的体态异常，怀疑其可能是脊柱侧弯时，可以通过弯腰试验来初步检查：

让孩子脱去上衣，双足立于平地上，立正位。双手掌对合，放置双手到双膝之间，逐渐弯腰，家长坐于小孩前方或后方，双目平视，观察孩子双侧背部是否等高。如果发现一侧高，表明可能存在侧弯伴有椎体旋转所致的隆凸，应及时到医院就诊。

脊柱侧弯的分型

脊柱侧弯是一种症状，有很多原因可以导致。脊柱侧弯按病理主要分为非结构性和结构性。

非结构性脊柱侧弯

非结构性脊柱侧弯是指某些原因引起的暂时性侧弯，包括姿势性侧弯、腰腿疼痛（如椎间盘突出症、肿瘤）引起、双下肢不等长引起、髋关节挛缩引起、炎症刺激（如阑尾炎）引起、癔症性侧弯等。一旦去除诱因，即可恢复正常，但长期存在者也可发展成结构性侧弯。一般这种患儿在平卧时侧弯常可自行消失，X线显示脊柱骨均正常。常见表现为姿势异常、腰腿疼痛、双下肢不等长、炎症刺激（阑尾炎）等。

结构性脊柱侧弯

结构性脊柱侧弯包括特发性脊柱侧凸、先天性脊柱侧凸及其他类型。

①特发性脊柱侧凸最常见，占总数的75%～85%，发病原因不清楚，所以称之为特发性脊柱侧凸。根据发病年龄不同，可分成三类：

小儿型（0～3岁）。包括自愈型和进行型。此型特点为半数以上发生在3岁以前，侧弯位置主要在胸椎，56%左右为男孩，92%向左侧凸出。本型侧弯可自行消退或继续发展，前者随儿童年龄增长而停止发展或逐渐减轻，不需治疗，后者则会随年龄增长逐渐加重，如不积极治疗，可发展成严重畸形。早期两者的X线表现非常相似。

儿童型（4～10岁）。由于在此年龄组中，病儿生长发育较旺盛，脊柱侧弯发展加重的速度可能较快。此型脊柱侧弯多凸向右侧，女孩多见。

青少年型（10岁至骨骼发育成熟）。这是最常见的类型。特发性脊柱侧弯的变化，还包括脊柱向侧方偏移和脊柱向凸侧旋转。X线可见有多数弯曲，最常见是一个主侧弯上、下各有一个代偿弯曲。青少年型需要去医院检查确定，然后慢慢纠正。

②先天性脊柱侧凸是由于胚胎时期出现脊椎的分节不完全、一侧有骨桥

或者一侧椎体发育不完全或者混合有上述两种因素，造成脊柱两侧生长不对称，从而引起脊柱侧凸。往往同时合并其他畸形，包括脊髓畸形、先天性心脏病、先天性泌尿系畸形等，一般X线即可发现脊椎发育畸形。

③其他类型脊柱侧凸包括神经肌肉性病变及神经纤维瘤病合并脊柱侧凸、间质病变所致脊柱侧凸、后天获得性脊柱侧凸（如强直性脊柱炎、脊柱骨折、脊柱结核、脓胸及胸廓成形术等胸部手术引起的脊柱侧凸）及其他原因（如代谢性、营养性或内分泌原因引起的）脊柱侧凸。

儿童脊柱侧弯有哪些危害

儿童脊柱侧弯的危害是很大的，不仅影响体态和姿势，而且会对健康、生活、劳动、学习和社会交往带来直接影响。严重脊柱侧弯还会给孩子带来沉重的心理压力和精神负担。

首先，一旦出现了脊柱侧弯，往往会造成孩子个子矮小甚至是不长个。

其次，脊柱侧弯会深深影响五脏六腑。脊柱侧弯若是发生在胸段，必然会导致患者胸腔纵径减小，同时引起胸廓变形，其肋间距也会出现凹侧减小、凸侧加大的情况。而这样的改变，势必会让胸腔的横断面变扁，胸腔容积变小，并且使附着其上的呼吸肌出现功能性障碍。长此以往，患者的胸腔会变得僵硬，呼吸都感觉很费劲，最后就有可能引起呼吸肌疲乏，严重的会出现肺动脉高压和肺心病。

最后，脊柱侧弯还会对人的寿命有很大影响。脊柱严重侧弯会导致身体一系列的病变，这样一来，人体的健康就会大大受损，长此以往，还会有终身瘫痪的危险，生活质量明显下降，所以患者的平均寿命往往要短于正常人。

因此，一旦发现孩子出现脊柱侧弯，要立即去医院检查治疗，千万不可大意。当前家长对孩子的成绩十分重视，对健康也很关心，但科学的指导、督查还远远不够。随着孩子年龄的增长、身体的发育，如不能及时察觉脊柱侧弯，到发育完全后再纠正往往为时已晚，贻误终生，应当及早防治。

儿童脊柱侧弯后饮食如何搭配

一般来说，符合营养学要求的食物都可以吃。脊柱侧弯患者应注意膳食多样化，避免不规律进食、暴饮暴食，要养成粗细粮搭配、荤素搭配和各种蔬菜类（绿色、黄色和瓜茄类）搭配混食兼用的习惯。

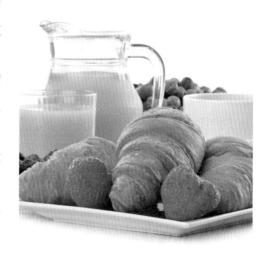

饮食要有重点，手术前一段时间更应注意饮食，适当地补充蛋白质。每日蛋白质的摄入量应达100~150克，尽量选择富含优质蛋白质的食物。要少量多餐，可以在原来饮食的基础上增加全脂或脱脂奶1份、酸奶1~2份、鸡蛋1个、大豆粉适量或豆腐1份，动物肝或肾适量。

钙对青少年骨骼发育生长有促进作用，平时可以适当多食用全谷类食物和含钙丰富的食物，如燕麦、绿叶蔬菜、海带、豆腐及牛奶等。

- 避免吃硬而难以消化的食物，如豆类、花生和玉米。
- 避免吃油炸、熏蒸、烘烤、肥腻、过甜的食物。
- 避免吃芝麻、芝麻油、葱、姜和各种香气浓郁的调料。

脊柱侧弯程度不同如何治疗

临床上，通过X线检查全脊柱的正侧位片，可判断是否患脊柱侧弯。如果侧弯角度大于10度，可诊断为脊柱侧弯。但大部分青少年脊柱侧弯的角度都小于45度，往往通过纠正坐姿、推拿正骨、施罗斯体操康复、佩戴矫形支具等方式就可以得到改善，通常不需要手术。

10 ~ 25 度

10~25度的脊柱侧弯，随着少年儿童的身体生长发育，侧弯进展的可能性比较大，而且发现得越晚，进展的概率就越大。这个阶段的侧弯需要定期拍片观察，纠正坐姿、定期推拿正骨以解除肌肉痉挛，改善椎体侧弯，并在专业医师指导下尽早进行施罗斯体操康复，避免短期内加重。

25～45度

25～45度的脊柱侧弯，需要积极佩戴矫形支具治疗，其间需要持续较长时间的推拿正骨治疗，而且需要进行密集的施罗斯体操康复。值得强调的是，如果患者尚处于青春发育早期（10～15岁），建议随访的频率密一些，可3～6个月随访一次；而如果发现时已超过15岁，其骨骼已基本发育成熟，则可以每半年至一年随访一次。

超过45度

超过45度的脊柱侧弯，而且每年增加5度的，保守治疗的效果不太理想，可尽早手术治疗。

中医推拿正骨治疗脊柱侧弯的方法

目前青少年脊柱侧弯的治疗，对度数较小（小于45度）的患者可采用中医推拿正骨、佩戴矫形支具、施罗斯体操康复，度数较大者（大于45度，且每年增加5度），推拿正骨效果欠佳，建议手术治疗。但无论是长期佩戴支具还是选择手术，对患儿的身心都是一种考验。中医推拿正骨手法能够松解侧弯处痉挛的肌肉，改善筋膜挛缩，调整脊椎关节突及神经根与周围组织结构的位置关系，从而使脊柱侧弯临床症状得以改善，让脊柱保持一种动态的平衡，使脊柱侧弯得以纠正。该法在治疗时不影响青少年的生长发育，并可根据患者的情况灵活改变推拿力度、正骨方向和角度，因人而异施治。但推拿正骨必须坚持治疗，早发现、早治疗效果较好，脊柱侧弯患者年龄越小治疗效果越好。

推拿正骨手法

①患者俯卧位，医者通过点、按、推、揉等手法松解脊柱两侧的筋膜；

②接上势，医者双手交叉，拇指重叠，对脊柱侧弯凹侧段的深层肌肉进行重点松解，力度深沉缓和；

③脊柱筋膜肌肉松解后，医者采用双手掌旋转复位法复位胸椎，以纠正胸椎小关节紊乱，再采用腰椎斜扳法纠正腰椎小关节紊乱；

④患者俯卧位，双下肢用治疗巾捆绑，医者用一手掌定位并推按侧弯的凸侧段，另一手提起患者双下肢往医者体侧方向提拉，双手同时有节奏地推按、提拉，以纠正脊柱侧弯畸形。

施罗斯体操指导脊柱侧弯如何做康复运动

施罗斯脊柱侧弯矫形体操是由德国著名的理疗康复专家施罗斯女士发明的，该方法创立于1921年，解决了较大角度的脊柱侧弯保守治疗的问题。身为教授的她当年也是一名脊柱侧弯患者，在求医无门的情况下，经过多年自我训练，总结出了一套脊柱侧弯保守治疗的方法，并逐渐将这一方法成熟完善，使其成为在德国广受好评的康复标准体系，在欧洲乃至全世界范围具有很高的地位。

我国康复医学界引入施罗斯脊柱侧弯矫形体操仅有几年时间，从各地医院多年随访的结果来看，这套体操已经帮助无数青少年、成年甚至是老年患者，起到了持久有效的康复治疗作用。

施罗斯脊柱侧弯矫形体操的训练由骨盆调整、呼吸训练、矫正训练组成。

骨盆调整

骨盆调整分 5 步，目的是将骨盆调整到中立的位置，将躯干的核心调整稳定，这样才有基础对脊柱进行调整。

①调整重心于足跟稍靠前处（站立时进行）；

②调整腰椎正常位置；

③骨盆侧移调整（站立时进行）；

④调整骨盆旋转；

⑤调整髂嵴高低。

呼吸训练

进行施罗斯训练时，呼吸和发力很重要。因为脊柱侧弯，胸椎的旋转会带动肋骨进一步变形，造成凹侧的肋间隙相对变窄。如果身体机能无法代偿，就会影响到肺功能，出现如胸闷、气短等相关症状。所以施罗斯操的呼吸要求不是双侧对称呼吸，也不是腹式呼吸，而是"旋转呼吸法"，即单侧呼吸，只吸气到凹侧的单侧呼吸，这样才能把凹侧的肋间隙打开，恢复肺功能。

要使侧弯的脊柱变直，只有打开胸廓一项是不够的，还需要锻炼单侧肌肉以稳定骨头。这时需要先侧移，使脊柱在一个相对较直的状态，再向凹侧发力使劲，激活凹侧的肌肉。

如果是刚开始练习施罗斯的患者，我们建议先练好旋转呼吸，再进行侧移发力。练习的时候可以一步一步来，最好面对镜子练习，增加本体感觉。在吸气时，需要看到凹侧"撑开变大"；呼气时，需要感受凹侧肌肉"隆起有力"。

矫正训练

STEP 01　　**腰大肌训练**

矫正腰椎段侧弯，需要训练腰大肌。腰大肌的起点在腰椎的侧面和横突的位置，止点在股骨的小转子上。将它想象成一个绳子，收缩用力时产生的力量可以将侧弯拉直。腰大肌一般在屈髋70度以上会被更好地激活，开始收缩工作。因此，对腰椎侧弯的纠正训练，可选择屈髋体位，增强腰大肌力量。

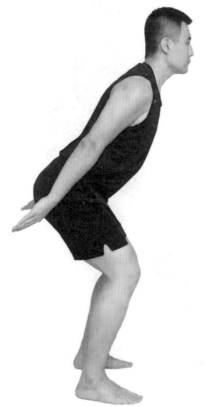

STEP 02 转坐，以胸椎右侧弯为例

开始动作前需要进行姿势调整：右肩前伸90度以上，手臂靠墙，左肩前伸90度，前臂贴墙面，左侧骨盆坐于凳面，右侧骨盆悬空，左腿弓箭步抵住墙面。再由调整髂嵴高低开始，之后调整腰椎中立位、胸椎中立位、头颈中立位，最后一步脊柱向上延展，这其实是将脊柱基本调整到一个正确姿势。吸气于左侧肋凹，吐气时胸椎向左平移，同时保持骨盆及下肢中立位稳定，吐气发"丝"音，持续6秒以上，动作也要跟随吐气时间维持6秒以上，然后回到中立位，吸气，开始新的一轮训练。

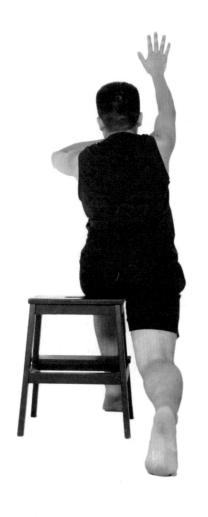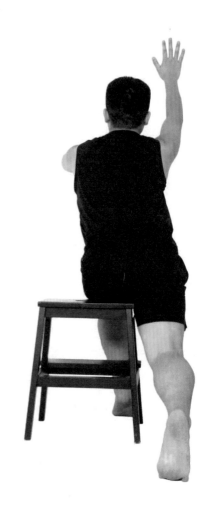

STEP 03   **肌肉圆柱练习，以胸椎右侧弯、腰椎左侧弯为例**

　　先调整姿势——腰椎、胸椎、头颈中立位调整，两手虎口打开，分别放在胸凸侧和腰凸侧。鼻吸气填充于肋凹或腰凹，呼气发"丝"音，并维持脊柱姿势不变且整体向左侧倾斜，右侧腿伸直外展。在训练时，双手要辅助凸侧施加向对侧平移的推力，可起到更好的矫正效果。

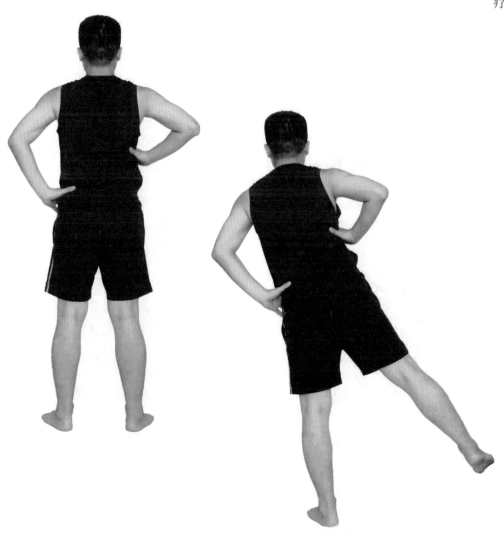

其他康复运动

躯干向弯曲凹陷部位侧向移位。

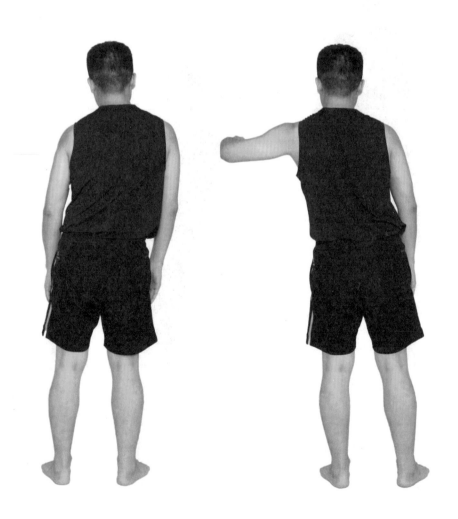

提拉运动

患者保持髋关节和膝关节伸直的同时，提起弯曲凸侧的足跟，并保持该姿势20秒。这一姿势可以使弯曲凸侧的骨盆升高，间接引起凸侧椎体向凹侧倾斜，从而降低侧弯度数。

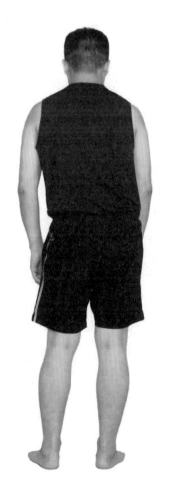
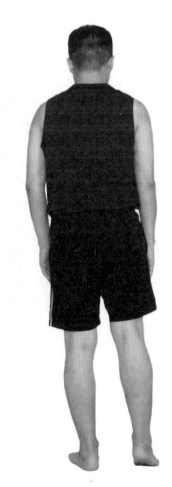

侧移－提拉运动

对于胸椎和腰椎双主弯的患者，建议采用侧移-提拉运动联合矫正。患者提起弯曲凸侧的足跟（提拉运动），同侧手虎口支撑在弯曲凸侧的腰部，同时将上半身躯干向胸椎凹侧移动（侧移运动）。

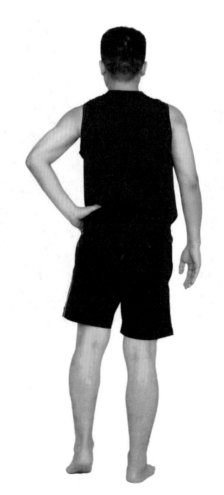

核心肌群锻炼

STEP 01 **飞燕夹功：** 患者俯卧位，屈肘贴两侧胸壁，双手握拳，手背朝上，做头颈后仰、肩胛骨内收（注意不要耸肩）、腰臀收紧、双下肢伸直夹紧上抬的动作。

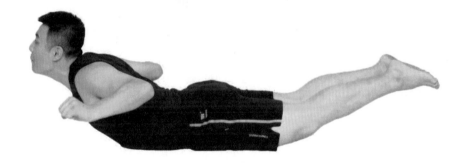

STEP 02 **直腿抬高：** 患者仰卧位，双手交叉放在头后，双下肢伸直抬高约45°，坚持10秒，再缓慢放下。

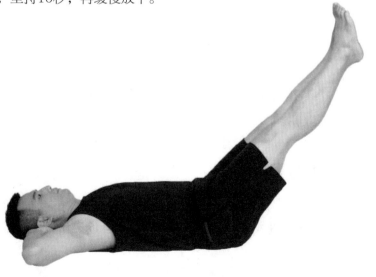

STEP 03 **单腿单手支撑：**患者双膝、双手撑地，左手、右腿同时抬平，坚持10秒，一侧做完换另一侧，交叉练习。此动作可以协调平衡腰背肌。

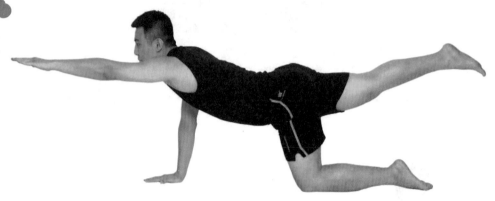

游泳

蛙泳、自由泳都可以。游泳虽然不能矫正侧弯，但通过游泳可以减轻脊柱负荷，凹侧短缩的肌肉被放松，脊柱骨关节和肌肉的血供得到改善，对侧弯角度的恢复会有帮助。

吊单杠

这里所说的吊单杠，不是一般的吊单杠拉直身体，考虑到相当一部分双弯患者存在脊柱旋转，吊单杠必须分3步走：

①控制旋转，去掉脊柱弹簧效应；

②利用自身重力纵向牵引，拉长脊柱凹侧的肌肉；

③主动发力收缩脊柱凸侧的肌肉，主动矫正侧弯。

如何预防脊柱侧弯

根据临床的观察，青少年脊柱侧弯一般在6～7岁开始出现轻度侧弯，常在10度左右，随着进入青春期，每年侧弯度数会逐渐加大，故需定期复查。

另外，对于青少年脊柱侧弯症患者的治疗，也应定期做脊柱X线检查，观察其侧弯度数变化。

从社会层面看，需进一步加强对脊柱侧弯的科普力度，建立民众对脊柱侧弯的基本认识，让大家学会用简单方法初步判别。同时，将脊柱侧弯纳入青少年定期体检项目，争取做到早发现、早诊断、早干预。

从家庭层面看，家长要及时纠正青少年不良生活习惯，如不良坐姿（跷二郎腿、趴在桌子上写作业等）、久坐、枕过高的枕头、长期背单肩包等。

从个人层面看，青少年在完成繁重学业的同时，一定不能忽视体育锻炼，尤其是在身体快速发育阶段，要主动加强腹肌和腰背肌等核心力量的训练，如平板支撑、臀桥运动等，提高脊柱稳定性。同时，注意合理的饮食和营养搭配，加强钙质补充。

脊柱侧弯危害不小，但如果能做到早发现、早筛查、早诊断、早干预，也并非不可战胜。

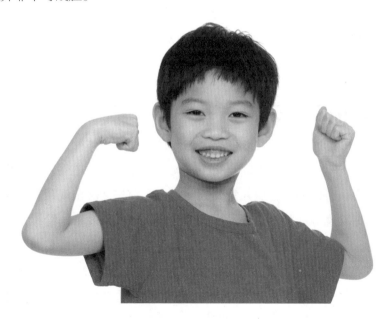

02 儿童颈椎病

在临床上，儿童患有颈椎病是比较少见的，大多数都是由于生活姿势不正确，或直接受到外力打击，导致颈部肌肉损伤，使颈椎关节的稳定性受到破坏，而产生颈椎病，主要是神经根型颈椎病。由于神经根受到刺激会产生一系列神经损伤症状，比如会自觉颈部及颈肩部、颈背部出现放射性的刺痛，手指尖感觉麻木，手指肌肉无力，有的还会出现病理反射。严重的儿童型颈椎病还会影响腕关节及肘关节的功能活动。通过拍摄颈椎部位的磁共振片，可明确看到颈椎受压的部位及具体阶段。所以，儿童出现颈椎病后要及时就诊，在医生给出明确诊断后，及时采取正确治疗，才能够尽快治愈或缓解症状。

儿童颈椎病的常见症状

颈椎病是由颈椎间盘退行性改变引起的一系列症状和体征，颈椎软组织和椎体动静平衡失衡，导致腰椎间盘突出、韧带钙化和骨质增生，从而刺激或压迫颈神经根、脊髓和血管。儿童颈椎病的患者在早期会出现颈背疼痛、上肢无力、手指发麻等症状，这都是由于患者不正常使用颈椎，给颈椎造成了很大的压力，导致颈椎中的神经出现问题而引起的。随着病情发展，椎动脉被压迫或刺激，从而引起供血不足，患者会出现眩晕、恶心、呕吐的症状，严重的患者甚至会出现短暂性昏迷。另外，有部分儿童颈椎病患者还会出现脊髓功能障碍，走路时还会感觉踩在棉花上般没有力量，并出现双手不灵活、行走困难等症状，所以需要及时引起重视，积极进行治疗。

颈椎部位活动受限

儿童长时间保持同一个姿势或者写字姿势不当，都可能会导致颈椎部位疼痛和活动受限的症状；长时间过度疲劳会引起颈椎肌肉僵硬，尤其是经常久坐，会导致颈椎部位不能够正常活动，也会引起颈椎部位疼痛和僵硬感。一定要早发现早治疗，避免引起其他并发症。

头晕

如果儿童过度劳累就头晕，可能是颈椎病引起的，应该及时到医院检查，通过X线检查来判断和确诊。如果出现颈椎病，可以选择局部牵引治疗或者手术治疗来控制病情，患病期间保持颈椎部位的护理，适当运动或者合理用药，可以缓解颈椎疼痛感。

头疼

若孩子出现不明原因的头疼、手麻和肩痛，一定要及时到医院进行检查和确诊。可以选择头部CT检查、颈椎部位X线检测等来判断病情。如果确定患有颈椎病，一定要及早治疗，平时要注意调整学习状态和改善习惯。

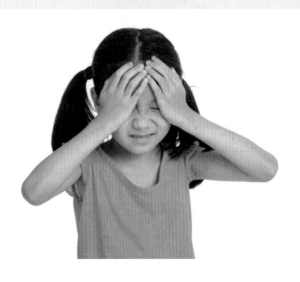

儿童为什么会得颈椎病

儿童颈椎病发病主要是由于学习紧张，长期伏案读书、写字，导致颈肩肌疲劳。另外，伏案时姿势欠妥及每天背着沉重的书包也会导致椎间隙炎症性水肿，严重的甚至会造成颈椎间盘突出。还有的孩子看书写字长时间偏向一侧，或躺在床上看电视，这些长期反复的单一姿势都会加速颈椎的蜕变。还有的孩子经常用力甩脖子，如玩呼啦圈等，也会引起颈椎关节错位。

儿童颈椎病和成人颈椎病有什么不同

虽然同是患上颈椎病，但儿童颈椎病和成人颈椎病有着很大的不同。

成人颈椎病多由椎间盘变性、骨质增生引起；而儿童颈椎病则多是因为外伤、学习姿势不良、体质弱、书包过重等造成颈椎关节错位，如果这些小关节错位得不到矫正，就很容易产生颈椎病变。患上颈椎病的孩子，轻者注意力不集中、记忆力减退，严重者会出现头昏、头痛、假性近视、睡眠不宁、上课瞌睡、呃逆频发、食欲减退等症状。

成人颈椎病的发作是从脖子酸疼到脖子僵硬，再到发作，时间比较长；而儿童颈椎病一般都是突然发作，开始表现为脖子疼而且比较厉害，常常不能转动，症状很像扭伤，然而检查时会发现触摸有压痛点，转动脖子时会疼。

成人颈椎病的治疗是一个复杂、漫长的过程；而儿童颈椎病是一次性的，一般治疗2～3次就能痊愈。

儿童颈椎病患者饮食要注意什么

儿童颈椎病患者在饮食方面要多加注意，只有饮食选择正确，才能让其他的治疗方法起到更好的效果。

合理搭配食物

主食、副食应该搭配好。粗细粮搭配，可以让营养价值更高；荤素搭配合理，可以多吃水果蔬菜、豆类及豆制品、豆类食物、菌类、紫菜、海带等。

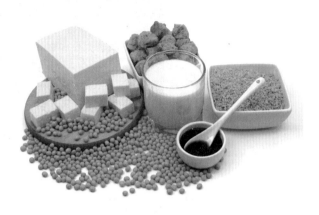

多吃富含维生素的食物

颈椎病在发展过程中对脊髓以及颈神经造成的损害非常大，维生素B_1能够让机体所有细胞的生命活动有充足的能量代谢，是一种必不可少的辅助酶，可以让肌肉系统、神经系统、消化系统功能正常，而维生素C可以让人体结缔组织的完整性保持得更好。所以颈椎病患者平时应该多吃芹菜、黄瓜、葡萄、苹果、草莓、猕猴桃等食物。

多吃优质蛋白饮食

身体离不开蛋白质，其对肌肉、骨骼、韧带都起到相当大的作用。如果蛋白质补充不足，就很容易导致免疫力下降、身体疲劳以及体重下降、生长速度缓慢等症状出现，会让颈椎病变得更加严重。平时应该多吃鸡肉、鱼肉、瘦肉、豆类、奶类、蛋类等食物，可以达到更好的补充优质蛋白的效果。

多吃钙质丰富的食物

如果身体缺乏钙质，会出现骨质疏松，就容易使颈椎病的情况更加严重，所以好好补充钙质很重要，像蘑菇、燕麦、虾皮、海带、豆制品、牛奶等都是不错的选择。

不吃寒凉、生冷、辛辣的食物

患上颈椎病以后，生冷、寒凉性、辛辣刺激食物最好都不要吃，因其会对脾胃造成损伤，而且还会对食道、血管以及口腔造成刺激，引发咽喉炎，会让颈椎病更加严重。也不要抽烟喝酒、吃油腻食物。

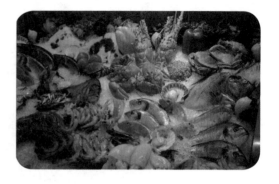

中医推拿正骨治疗儿童颈椎病

按揉风池穴

用双手拇指指腹在风池穴（头颈交界，后正中线旁一指凹陷处）点按1~2分钟。

揉按后颈

先以右手掌横置颈后，小鱼际按在右侧风池穴，横向来回并由上向下按擦整个颈部，以发热为度，再换手操作。

拿捏颈肌

用左手或右手拇指与其余四指拿捏颈椎两旁肌肉，或用双手拇指指腹揉按颈椎两旁肌肉2~3分钟。应重点拿捏或揉按阿是穴，即酸痛点。

按揉肩部

将一侧手经前方放至对侧肩上部，用手指指腹揉按或拿捏肩部肌肉2~3分钟，再用掌侧叩击肩部肌肉10次。

按摩大椎

用左（右）手拇指用力反复按摩大椎穴（位于后颈部颈椎中最大椎体下方的空隙处）各20~30次，至局部发热为佳。

点按曲池

上肢交叉，双手的食、中指分别相叠，放在对侧的曲池穴（在手肘弯曲时的外侧横纹尽头处）用力点揉按动，左右同时做60次。

儿童的颈椎问题要以预防为主

对于儿童的颈椎问题，提倡以预防为主，一定要注意不能让孩子长时间伏案读书、做作业，对他们的不良姿态应予以纠正，督促孩子养成良好的生活及学习习惯。

孩子伏案写字半小时，就要提醒他们抬抬头，舒展一下身体。

不要让孩子躺在床上看书、看电视。

要禁止孩子长时间看电视、玩电脑。

要注意督促孩子锻炼，加强锻炼可以预防颈椎病，比如跳绳、倒立等，特别是倒立，可以使长期向下用力的颈椎朝反方向放松，颈椎的关节韧带可以松弛，得到充分的休息。

孩子的书包也不应太沉重。

平时应加强锻炼，特别要经常活动颈部。

小儿斜颈并不是颈椎病

有些小朋友老歪着脖子，斜着看人；也有的小朋友脑袋偏向一侧，这种情况的形成与婴儿期母亲哺乳姿势不当有关。这其实都是斜颈的问题。

患有斜颈的孩子如果在幼儿患病初期没有及时治疗，会影响幼儿面部的发育，最终可能导致面部左右大小不对称，到晚期还可能会出现代偿性的胸椎侧凸。可以使用推拿按摩手法对此病进行矫正，所操作部位应以局部为主，主要是通过舒筋活血、软坚消肿达到缓解疼痛的目的。

推揉法

患儿可以取仰卧位，医师坐在其健康的一侧，一手扶住患儿的头顶起固定作用，一手用拇指的螺纹面沿着小孩患侧顺肌纤维方向，自下而上地慢慢推揉，如此反复进行。使用本方法的关键在于通过推揉使颈部发热，疏经活血。

扭转颈部法

患儿端坐，医师可站立在其身后，一只手握住患儿的肩膀起固定作用，避免头部轻易转动而影响扭转的方向及施力，接着将另一只手的拇指放在患儿耳后的凹窝处，指尖朝向脸部，四指托住后颈，然后以掌心托住颈部的方式慢慢将患儿的颈部向健侧方向扭转，以此方法逐渐拉长患侧的胸锁乳突肌。

拔伸法

患儿端坐，医师站立在其斜后方，一手扶住患儿健侧一方的头部，接着可将另一只手的拇指放在患侧的眼睛斜下部，其他四指托住下巴，然后以颈椎为纵轴，使患儿的头部在垂直方向向上缓缓拔伸，至极限后再慢慢恢复到初始位置。如此反复进行，便能有效地改善和恢复颈部的活动功能。

如果孩子是先天性斜颈，6个月大之前就应进行手术治疗。

03 儿童髋关节滑膜炎

生活中，如果孩子突然觉得腿痛，并且持续几天走路都是一瘸一拐的，家长可不能大意，孩子有可能患上了儿童髋关节滑膜炎。

什么是儿童髋关节滑膜炎

儿童髋关节滑膜炎是一种非特异性炎症所引起的短暂的以急性髋关节疼痛、肿胀、跛行为主要特征的病症。此病在临床的称谓很多，如暂时性滑膜炎、一过性滑膜炎、单纯性滑膜炎、急性一过性滑膜炎、小儿髋关节扭伤、小儿髋关节半脱位、髋掉环等。本病多见于10岁以下儿童，其中以男性较常见，大多数患儿发病突然。发病高峰3～6岁，右侧多于左侧，双侧髋关节均发病者占5%。

儿童髋关节滑膜炎以髋关节滑膜充血、水肿、渗出，使关节囊积液、髋关节活动受限为主要临床表现。儿童髋关节疼痛是最常见的表现，还包括髋部疼痛及跛行伴大腿或膝关节疼痛、下肢乏力、拒绝行走等临床表现。

儿童髋关节滑膜炎的常见体征

髋关节疼痛、肿胀、跛行，可伴有同侧大腿内侧及膝关节疼痛。

髋关节囊前方及后方均可有压痛，髋关节处于屈曲、内收、内旋位，被动内旋、外展及伸直活动受限，且疼痛加剧，并有不同程度的股内收肌群痉挛。

可见骨盆倾斜、两下肢不等长，患肢比健肢长0.5～2.0厘米。个别病例发热，持续数天，重者类似急性关节感染。

儿童为什么会出现髋关节滑膜炎

儿童髋关节滑膜炎的病因尚不明确，可能与病毒感染、创伤、细菌感染及变态反应（过敏反应）有关。病理检查可见非感染性炎症和滑膜增生。多数患儿发病前有髋部的过度运动、劳累或感受风寒湿邪史，如跳皮筋、跳跃、奔跑、劈叉、体操等运动损伤。

儿童的股骨头尚未发育成熟，髋关节活动度比较大，关节囊比较松弛，当髋关节受到外展牵拉时，股骨头从髋臼内被拉出一部分。由于关节腔内负压的作用，可将髋关节内侧松弛的关节滑膜吸入关节腔内。当股骨头恢复原来位置时，由于部分滑膜嵌顿于关节腔内，使关节不能完全复原；此外，关节内脂肪、关节内韧带也可能被挤压或反折在髋臼与股骨头之间，影响股骨头恢复到原来位置，因而引起髋关节短暂的急性肿痛及渗液的滑膜炎症。

为了减轻嵌顿滑膜或脂肪、韧带所受的压迫，骨盆会出现代偿性倾斜，使伤肢呈假性变长，患儿不敢放开脚步行走。

儿童髋关节滑膜炎的饮食注意事项

要少食牛奶、羊奶等奶类和花生、巧克力、小米、干酪、奶糖等含酪氨酸、苯丙氨酸和色氨酸的食物，因其能产生致关节炎的介质前列腺素、白三烯、酪氨酸激酶自身抗体及抗牛奶IgE抗体等，易致过敏而引起关节炎加重、复发或恶化。

少食肥肉、高动物脂肪和高胆固醇食物，因其产生的酮体、酸类、花生四烯酸代谢产物和炎症介质等，可抑制T淋巴细胞功能，易引起和加重关节疼痛、肿胀、骨质脱钙疏松与关节破坏等。

少食甜食，因糖类易致过敏，可加重关节滑膜炎的发展，易引起关节肿胀和疼痛加重。

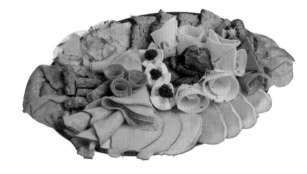

少饮酒和咖啡、茶等

饮料，注意避免被动吸烟，因其都可加剧关节炎恶化。

可适量多食动物血、蛋、鱼、虾、豆类制品、土豆、鸡肉及牛肉等富含组氨酸、精氨酸、核酸和胶原的食物。

中医对儿童髋关节滑膜炎的认识

中医骨伤学认为，儿童髋关节滑膜炎是多种原因导致儿童骨盆错位，髋关节股骨头与髋臼对位不良，导致髋关节滑膜嵌顿，引起滑膜炎性渗出、水肿等病理状态，出现髋关节疼痛、跛行、长短腿等症状和体征，临床上属于"骨错缝、筋出槽"的范畴。

从病机来看，儿童髋关节滑膜炎是正气受损，卫外不固，风寒湿毒趁虚而入，致使关节脉络不通，气血运行受阻而致。一般分为3型。

气滞血瘀型

髋关节疼痛，内旋、外展及伸直活动受限，跛行明显，腹股沟处压痛。

风寒湿痹型

发作时髋关节疼痛持续时间较长，偶有低热，舌质淡红，苔白或黄厚腻，脉浮或滑数。髋部饱满，压痛明显，患肢屈曲、外展、外旋位畸形，躯干明显向患侧倾斜，跛行，甚则难行，患肢较健肢长1.5～2.5厘米。

肝肾不足型

无明显外伤史，反复发作。症见纳差、厌食、髋部隐痛、活动时不能用力、摇摆步，有时两髋部交替出现疼痛，舌质干红，苔少，脉弦细。骨盆正位片无异常。

儿童髋关节滑膜炎的中医治疗

基于中医学对儿童髋关节滑膜炎发病原因的认识，其治疗以理筋推拿、正骨手法为主，配合患肢牵引、中药内服外敷等。

理筋正骨手法

①患儿仰卧位，医者立于患侧，先用拇指轻柔弹拨患儿髋股内收肌群，以缓解肌肉痉挛；

②医者一手虎口压在腹股沟处，另一手握住小腿下端，将下肢拔直环绕摇晃髋关节；

③医者将患侧踝部夹在腋下，拔伸牵引5分钟后，将患侧髋关节尽量屈曲，使膝靠近胸部，足跟接近臀部；令患肢屈髋、内收、内旋，同时缓缓将患肢伸直；若患肢变短者，则做患侧屈髋、外展、外旋手法。

④患者侧卧位，医者行骨盆旋转矫正手法，纠正骨盆错位。

⑤治疗结束后检查双下肢等长、骨盆倾斜纠正，疼痛即可减轻，隔日再施手法。一般患者经手法治疗3~5次可痊愈。

牵引治疗

若急性期疼痛剧烈，难以下地行走，建议患肢行持续皮牵引，可减轻髋关节腔压力，缓解肌肉痉挛，减轻疼痛。

药物治疗

根据分型辨证使用中药内服，还可以外敷活血消肿的中药。

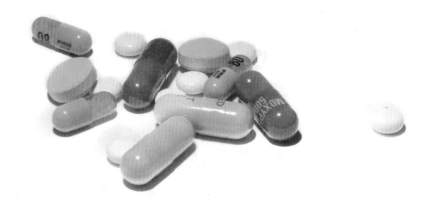

儿童髋关节滑膜炎如何预防

保护髋关节

髋关节滑膜炎好发于3～10岁，需要家长合理安排各年龄段的运动量，爬山、滑冰、练武术等都不可过度，避免髋关节过度劳累。

合理控制体重

针对体重超标的孩子，家属需加强饮食控制，通过调整饮食结构、适量运动等方式来控制体重，减轻关节压力及运动时磨损程度，进而预防髋关节滑膜炎。

注意保暖

家长需根据季节变化指导儿童增减衣物，预防感冒，在夏季不可贪恋空调的舒适。

合理饮食

及时纠正儿童挑食、偏食的不良习惯，在日常生活中避免摄入过量酸性物质，保持膳食均衡；可适量补充钙质、维生素，满足机体生长发育需求。

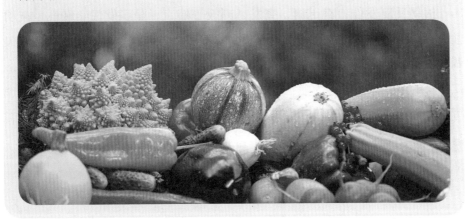

04 儿童抽动症

儿童抽动症又称抽动障碍，是起病于少年儿童时期的一种神经精神障碍性疾病，以不自主、反复、突发、快速的，重复、无节律性的一个或多个部位运动抽动和（或）发声抽动为主要特征。好发年龄5～10岁，男孩多于女孩，男女比例为（3～5）∶1。少数患儿到青春期可自行缓解，有的患儿症状可能会延续至成人时期。

儿童抽动症的表现

儿童抽动症以运动性抽动和发声性抽动为临床核心症状。

运动性抽动表现为不自主的肌肉抽动，可波及面部、颈部、肩部、躯干及四肢，具体表现为挤眉、眨眼、咧嘴、耸鼻、面肌抽动、仰头、甩头、扭肩、甩手、鼓腹、踢腿、跺脚等。

发声性抽动表现为异常的发音，如喉中吭吭声、咯咯声、吼叫声、呻吟声、秽语等。

抽动反复发作，有迅速、突发、刻板等特点，呈多发性、慢性、波动性，可受意志的暂时控制，也可因感受外邪、压力过大、精神紧张、情志失调、久看电视或久玩电子产品等因素而加重或反复。

有的还伴有情绪行为症状，如急躁易怒、胆小、任性、自伤或伤人，也可共患一种或多种心理行为障碍，包括儿童多动症、学习困难、强迫障碍、睡眠障碍、品行障碍等。

现代医学认识儿童抽动症

儿童抽动症可能是遗传因素与非遗传因素(生物因素、心理因素及环境因素)在发育过程中相互作用的结果。

心理因素

常见的心理因素：受惊吓，情绪激动，忧伤，学习负担过重，长期焦虑不安，看惊险电影、小说及刺激的动画片，生活中经历不愉快的事件等。家庭因素：父母关系紧张、离异，训斥或打骂孩子，家长对小孩管教过严，不良家庭环境等。

身体疾病

感染因素：呼吸道感染、扁桃体炎、鼻炎、咽炎、眼睛结膜炎、沙眼等局部刺激而产生。水痘、各型脑炎、肝炎等各种感染后，特别是链球菌感染，可能导致严重抽动的突然起病，因此本病又有伴链球菌感染相关的儿童自身免疫性神经与精神障碍。药源性因素：长期服用抗精神病药或中枢兴奋剂者。

行为模仿

有些孩子对别人的眨眼、抽动鼻子、清嗓子等行为很感兴趣，反复模仿而逐渐使行为固定下来。

遗传因素

家庭中如有抽动症患者，则发生本病的概率要比没有者明显增高，故认为与家族遗传有关。

中医对儿童抽动症的认识及分型

在中医中，儿童抽动症属于肝风、慢惊风、抽搐、瘛疭、筋惕肉等范畴。主要有以下分型。

肝亢风动证

抽动频繁有力，面部抽动明显，摇头耸肩，吼叫，任性，多动难静，自控力差，甚至自伤自残，伴烦躁易怒、头晕头痛，或胁下胀满，舌红，苔白或薄黄，脉弦有力。

外风引动证

喉中异声或秽语，挤眉眨眼，每于感冒后症状加重，常伴鼻塞流涕、咽红咽痛，或有发热，舌淡红，苔薄白，脉浮数。

痰火扰神证

抽动有力，喉中痰鸣，异声秽语，偶有眩晕，睡眠多梦，喜食肥甘，烦躁易怒，口苦口干，大便秘结，小便短赤，舌红，苔黄腻，脉滑数。

气郁化火证

抽动频繁有力，异声秽语连连，脾气急躁，面红耳赤，头晕头痛，胸胁胀闷，口苦喜饮，目赤咽红，大便干结，小便短赤，舌红，苔黄，脉弦数。

脾虚痰聚证

抽动日久，发作无常，抽动无力，嘴角抽动，皱眉眨眼，喉中痰声，形体虚胖，食欲不振，困倦多寐，面色萎黄，大便溏，舌淡红，苔白腻，脉沉滑。

阴虚风动证

肢体震颤，筋脉拘急，摇头耸肩，挤眉眨眼，咽干清嗓或喉中异声，口出秽语，形体消瘦，头晕耳鸣，两颧潮红，手足心热，睡眠不安，大便干结，尿频或遗尿，舌红绛，少津，苔少光剥，脉细数。

脊柱与儿童抽动症有什么关系

虽然儿童抽动症是一种神经与精神障碍性疾病，但是如果脊柱出现问题，也会引起抽动症。儿童头颈部抽动主要是因寰枢、寰枕关节病变引起；肩颈部抽动多因颈椎第六、七节病变引起；腰腿部抽动多由腰骶部病变引起。

临床上，颈椎错位型抽动症比较多见，因错位的颈椎使椎动脉受压，椎动脉血流量减少，大脑基底部供血减少，导致头晕、疲倦、恶心、呕吐等，出现注意力不集中、记忆力减退，引起儿童心理紧张，注意力不断跳跃改变，从而引起抽动症；或因错位的颈椎导致脊柱生物力学失衡，刺激颈部交感神经，出现摇头耸肩、挤眉弄眼等抽动症状。

中医对儿童抽动症的有效治疗

基于中医学对儿童抽动症的认识，临床治疗以推拿点穴、理筋正骨、中药内服为主。

推拿点穴

推揉脾土，捣小天心，揉五指节，运内八卦，分阴阳，推上三关，揉涌泉、足三里。

理筋正骨

理筋正骨手法以现代解剖学为基础，通过定点定位、定向定量的正骨手法，纠正"筋出槽、骨错缝"的病理状态，使"筋归槽、骨合缝"，能起到稳定颈椎关节、调整颈椎内外力学平衡的作用，解除对椎动脉压迫和交感神经的刺激，从而治愈抽动症。

中药内服

根据中医分型辨证使用中药内调。

家长怎么应对儿童抽动症

心理支持法

家长要了解心理治疗的重要性，尽量不要有过分焦虑、担心、紧张的心态。注意对患儿的教育方法，以建立起良好的信任关系。不要溺爱，对孩子合理定位，培养孩子独立面对困难、挫折的能力及适应社会环境的能力，培养孩子积极乐观的生活态度。对年龄较大、有自主调节能力的患儿，家长可在专业医生的指导下学习心理暗示、放松情绪。关心爱护儿童，主动亲近孩子，使其心理上感到温暖。鼓励与患儿正常交往，帮助其正确处理与同伴的关系，正确面对讥讽、嘲笑。正确处理好学习问题，改善不良的学习习惯，提升自信心，消除其自卑心理，及时纠正患儿的不良动作和行为。

行为矫正法

当患儿出现面部及肢体抽动时，立即利用对抗反应来加以控制。同时，让患儿认识到抽动的不良性，并对自身的病情有一个比较正确的认识，积极争取改善。

行为转移法

在症状发生时转移其注意力，停止当前正进行的活动，转为更具吸引力的活动。对年龄尚小的患儿，由家属引导在症状出现时分散其注意力以缓解症状。

饮食合理

给孩子的饮食要清淡，忌食辛辣刺激、兴奋性食物，不吃或少吃含铅高的食物，少食方便食品及含有防腐剂、添加剂的食品。

为什么和谐的家庭环境有利于缓解儿童抽动症

良好和谐的家庭环境是抽动症患儿康复的重要条件，能够大大促进患儿的治疗效果。

创造良好的家庭环境

家长要努力给患儿创造一个温馨舒适、平静和谐的氛围，尽量帮助孩子排除紧张感和恐惧感。不要刻意去指责孩子怪异的行为，不要模仿或者取笑患儿，以免孩子出现不良的心理状态。

不要打骂孩子

作为家长，应该给予患儿更多关心，要理解孩子，不能随便责怪或打骂孩子，因为越责怪他们，他们就越会感到紧张，就会变得越来越胆小自卑，不利于病情的康复。

多鼓励孩子

对于病情较为严重的抽动症患儿，家长应该帮助孩子克制其抽动行为，要适当鼓励和表扬孩子，使他们产生自信心。

多参加户外活动

经常带孩子参加一些有趣的娱乐活动，转移其注意力，也可以参加体育活动，帮助孩子增强身体免疫力，使身体完全放松，振作精神。

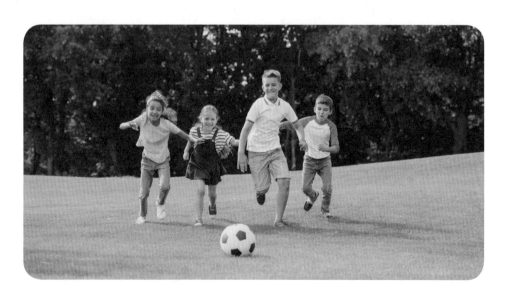

05 儿童腰背痛

腰背痛表现为腰部和背部的肌肉疼痛，有时候还会有麻木感，正常活动受到了限制。腰背痛并不是大人的"专利"，儿童也会出现腰背痛的症状。

儿童为什么会腰背痛

儿童腰背痛的原因有很多，跟平时存在不良的生活习惯、患有身体疾病有很大的关系。

腰部肌肉扭伤或者慢性劳损

如果儿童平时经常剧烈运动，或者练习舞蹈、武术，就容易导致腰背部的肌肉扭伤或者产生慢性劳损，出现疼痛、麻木、活动受限等症状。

腰部皮肤病变

如果儿童属于过敏体质，那么在接触到了花粉、尘螨、柳絮、动物皮毛，吃了鱼虾蟹等容易过敏的食物之后就会导致过敏，从而引起皮肤病变，导致腰背部疼痛。应当远离过敏原。

脊柱畸形

脊柱畸形是导致儿童腰背痛的常见原因。儿童生长发育迅速，脊柱的可塑性也很大，容易受到各种外界因素的影响。如果在这一时期患了特发性脊柱侧弯等脊柱疾病，或者存在不正确的坐、站、行走、躺卧姿势，就会导致脊柱畸形，并且产生不同程度的腰背疼痛。

缺钙

儿童发育得很快，如果缺乏钙质，也会出现腰背痛的症状。

如何锻炼肌力，缓解儿童腰背痛

强化背肌

俯卧在平坦垫子（或垫高垫子）上。髋关节以上悬空，固定脚踝（或旁人帮忙按住），双手放于耳朵两侧。上身上抬20~30厘米，落至起始位置，动作过程保持匀速，始终保持背部发力。20~30次一组，共3组，有训练基础者可增加次数与组数。

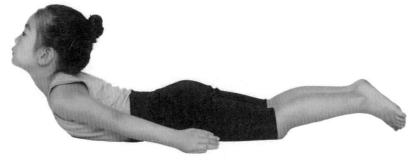

小燕飞

俯身趴在垫子上，上身、腿部、双手同时抬起，离开地面20厘米，保持住。30秒一组，共3组。

俯身手臂上提

双脚分开与肩同宽,双手握小哑铃或矿泉水。上身向前俯身,保持背部挺直,垂直向上弯曲手臂(肘关节要向外打开,不要贴紧身体)。15次一组,共3组。

硬拉

双脚分开与肩同宽,膝关节微屈,双手握1.5~2.5千克重量物品(也可双手各拿一瓶矿泉水),向前水平伸直。上身缓慢向前俯身,保持背部挺直,向上立直身体,恢复至初始姿势。20次一组,共3组。

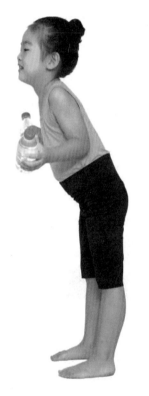

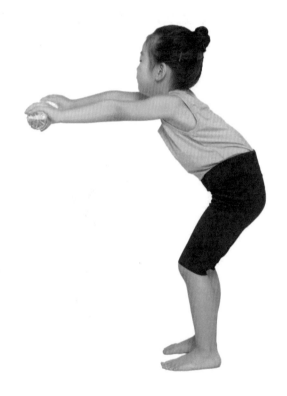

儿童腰背痛如何治疗

如果是坐姿的不正确、长时间坐着导致的疼痛,可以改变小孩的坐姿,尽量减少坐的时间,注意多休息。同时还要注意腰部保暖,避免受凉加重疼痛。还可以用热毛巾或者热水袋局部热敷,或者按摩一会儿,能缓解疼痛。

孩子的活动量比较大，也有可能是肌肉劳损引起的疼痛。可以让孩子趴在床上，局部进行按摩，结合热敷缓解疼痛。如果疼痛比较严重，可以服用止痛的药物，但是需要在医生的指导下才可以。

要排除是否为骨肿瘤、骨结核等原因引起，需要确诊后再给予相应治疗。

儿童腰背痛如何预防

孩子长时间保持同一坐姿或站姿之后，应放松腰部，或伸展腰肢。

适度变换颈部的姿势，最好每学习45分钟就适当休息一下。

过于肥胖的孩子，应该适当减肥以减少腰部的负担。

不宜给孩子选用过软的床垫，较硬的床垫对腰部有助益。尽量不要俯卧，对腰部不利。

提着重物时，尽量贴近身体。

弯腰或扭腰时要尽量小心，或是尽量避免弯腰或扭腰。

长期身心劳累也是腰背痛的诱因，因此不要给孩子过多的压力。

腰痛及并发症怎么处理

腰痛引起的并发症主要是腿部疼痛、不舒服。腰疼首先考虑是因为腰椎间盘突出导致的，如果压迫到了双侧侧隐窝神经根，会导致坐骨神经疼痛，并且可以导致腿部麻木、酸痛，严重的会影响患者的生活质量，长此以往也容易导致脊柱侧弯畸形。

长期腰痛的孩子可能会出现病理性的骨折。这种情况常见于骨质疏松的患者，在其发病的过程中，首先会有腰痛，而在病情比较严重的时候，往往会由于一个轻微的外力损伤，继而导致患者出现脊柱的病理性骨折。

腰痛有可能会并发腰背部肌肉产生废用性萎缩的情况。这种情况常见于因存在腰部的一系列疾病而需要长期卧床的患者。同时还有可能伴随长期卧床所产生的一系列其他并发症，比如褥疮、坠积性肺炎、泌尿系统感染等。

06 儿童假性长短腿

长短腿就是两条腿不一样长。其实正常人的两条腿长度也会有一点差距，比如差1厘米，这都不是问题；但是有些孩子两条腿的长度差距比较大，就会造成明显的跛行。孩子长短腿分为真性和假性，假性就是两条腿长度一样，但是走路的时候有一长一短的感觉，可能跟先天性髋关节脱位、髋关节炎症有关。

真性长短腿确实是两条腿的长度不一样，差距可能超过2厘米，通常因骨性疾病或者关节损伤造成两条腿发育不一样。

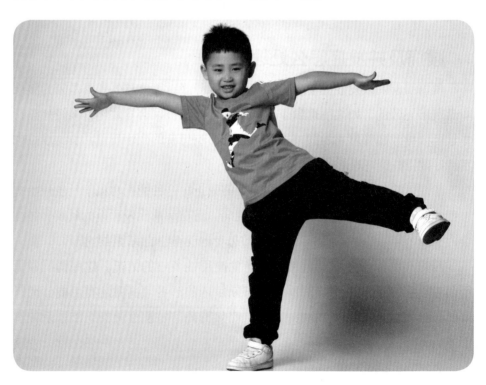

儿童假性长短腿的病因

关节脱位和关节积液

主要是髋关节脱位，如儿童的发育性髋关节脱位。大量髋关节积液也可出现双侧肢体不等长的情况。

骨盆倾斜

引起骨盆倾斜的原因很多，往往不太容易找出确切原因，而使治疗无从下手。常见引起骨盆倾斜的原因有脊柱侧弯、骨盆骨折、臀部肿瘤、臀部外伤、臀肌筋膜挛缩，特别是单侧臀肌挛缩时，由于前期症状及体征完全不同于双侧臀肌挛缩，常常难以确诊。

侧卧骨盆旋转复位法治疗儿童假性长短腿

①患者取侧卧位，短腿在上屈膝屈髋约60°，长脚在下伸直放在床上，双手相扣或手臂交叉抱于胸前。

②医者立于患者体前，身体前倾，用左手掌固定短腿的髂骨后方，左手肘屈曲，肘尖向前，左手掌朝内，右手放置在肩膀处；患者深吸气，在吐气末、身体放松后，医者左手朝内朝下发力，右手朝外发力，可听到髂骨处"咯噔"声，提示短腿复位成功。

③患者取对侧卧位，长腿在上极限屈膝屈髋，短腿在下伸直放在床上，双手相扣或手臂交叉抱于胸前。

④医者立于患者体前，左手肘固定长腿的坐骨结节，右手放置在肩膀处；患者深吸气，在吐气末、身体放松后，医者左手肘朝内朝上发力，右手朝外发力，可听到髂骨处"咯噔"声，提示长腿复位成功。

⑤治疗结束后，患者仰卧位，屈髋屈膝，双手抱膝贴胸，利用身体惯性进行前后的滚床运动，以稳定骨盆复位效果。

儿童假性长短腿怎么运动

骨盆矫正

选择地板或较硬的地方，避免在床垫或沙发等较软的地方练习。全身放松，平躺在地板上，双臂在身体两侧自然伸开，正常呼吸，在这种状态下会感觉到腰部在微微上浮，悬在空中，脊柱在这个时候是呈S形的弧线。然后腹部用力，脚上的力量放松，膝关节可以微微弯曲，让骨盆可以贴到地面上，就会感觉到脊椎像棍子一样挺直，保持这个姿势10秒钟。每天做2次，长期坚持，就可以维持身体正常的曲线，抑制脊椎弯曲。

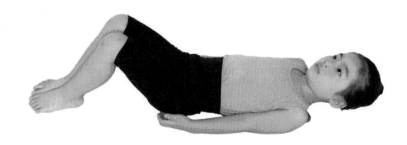

仰卧屈膝运动

仰卧，两手抱膝，膝盖相对，足跟相对，大脚趾相对，双膝、双足、双趾不分开，如膝足不能合起，可用带子把膝上部和足上部绑在一起，两手屈肘用力将两膝拉向胸部，同时抬头，下巴寻找膝盖，回到初始姿势。重复50组，每日3次。

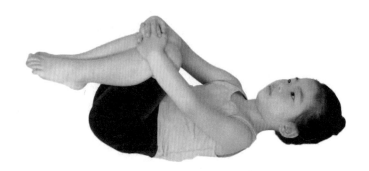

仰卧运动脚踝

STEP 01　患者仰卧，双脚并拢，手掌朝上。保持这种姿势，从口中慢慢将气吐出。

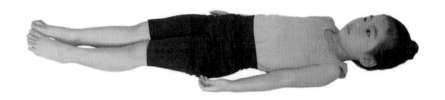

STEP 02　然后一边用鼻子吸气，一边将左脚抬起。

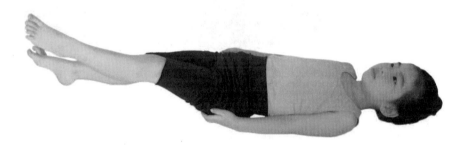

STEP 03　再一边吐气，一边勾起左脚的脚尖。此动作可伸直脚踝部的脚筋。

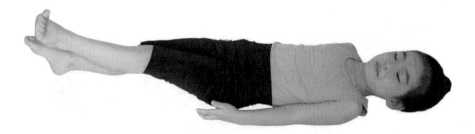

STEP 04 接着,边吸气,边伸直左脚脚尖。脚尖勾起和伸直的动作要配合呼吸,反复慢慢各进行4次。

STEP 05 边吐气,边将左脚慢慢放下。

STEP 06 左脚动作结束后,换右脚,也反复进行4次脚尖勾起和伸直的动作。左右脚交替进行2次。

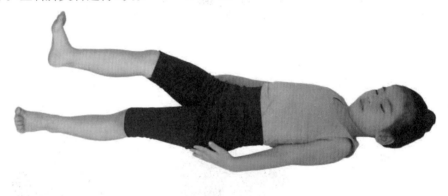

STEP 07 将两脚同时抬高,配合呼气,慢慢勾起脚尖(即脚跟向上),然后边吸气,边伸直脚尖,反复进行4次。

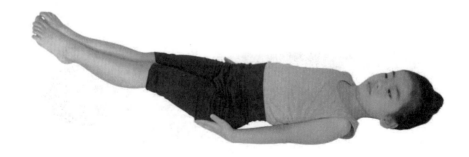

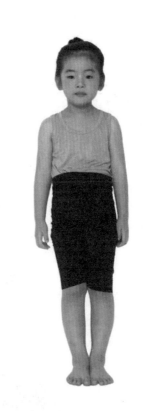

后背靠墙

　　站在离墙壁10~20厘米的地方，然后将上半身向后移动靠在墙壁上，保证肩膀与臀部都完全贴在墙上。然后腹肌（特别是下腹）用力，减少腰部与墙之间的缝隙，用墙和腹肌来矫正背部的弧线。每天利用学习的空闲时间练习就可以，每次30秒，每天可做多次。做此动作时赤脚或穿平底鞋的效果更好。

旋背拉伸

　　站立位，双脚打开比肩宽，先做左侧云手，上半身顺势向左后方旋转，视线对齐左手掌方向，保持数秒后收回，接着向右侧重复同样的动作，可连续做10 ~ 20 次。

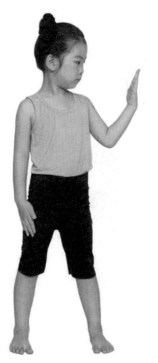
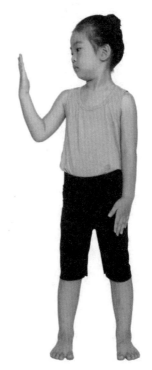

145

腿后伸

与椅子保持40~50厘米的距离，面向椅子立正站好之后，双脚打开与肩同宽，然后双臂伸直，双手握住椅子的上扶手，同时一腿屈膝，一脚向后伸长至感觉疼痛时停住，保持这个姿势10秒，并慢慢吐气。左右腿交替各做5次，每天次数可自己把握。注意所选择椅子的高度要保证人屈腿扶着时，双臂可与地面平行，并能承受一定的重量。用墙壁来代替椅子也行。

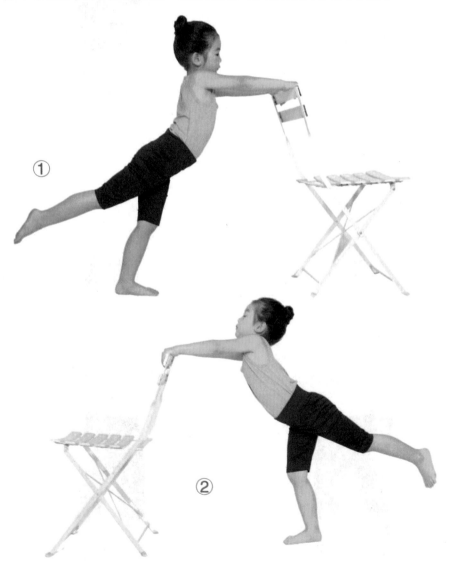

撞背锻炼

　　背向平坦墙面或树干，相距10 ~ 15 厘米，身体下沉，半蹲，逐渐后靠，撞击时上身适当前倾，用腰背部撞击墙面，用力适当，不能太重，借助反弹力使身体回复，注意要掌握时间和强度。

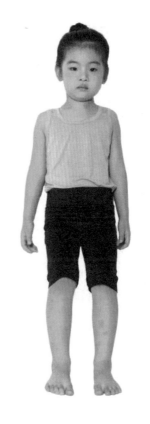

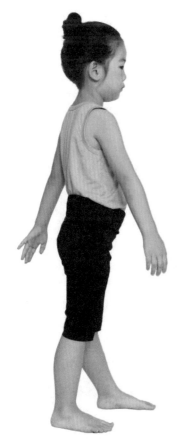

倒走锻炼

　　倒走时要选择平坦的地面，以防止跌倒。倒走时，人体的重心垂线也随之后移到脚跟，能够使得腰背部肌肉得到锻炼，同时促进血液循环，锻炼腿部协调性。

儿童假性长短腿生活护理

加强锻炼

加强腰腿部的功能锻炼，注意保暖，避免风寒湿邪的侵袭。教孩子学会自己拿捏大腿局部肌肉、摩擦大腿局部皮肤、热水袋热敷大腿局部等，用以改善局部血液循环，促进局部组织的代谢。

心理调护

孩子往往会因为两条腿长短不一而导致心理负担较重，有较大的精神压力。父母应经常开导孩子，减少他的思想顾虑，积极配合治疗。

饮食调护

不吃辣椒，不可饮酒，注意增加钙的摄入量，食用新鲜蔬菜和水果，多晒太阳，防止负重，经常活动。

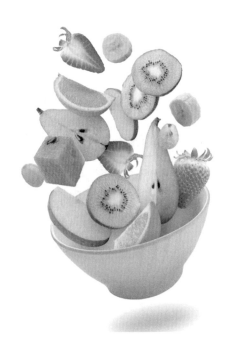

07 儿童强直性脊柱炎

患强直性脊柱炎的儿童受累关节首先是膝、腕关节，足、髋区和臀区亦常受累，但很少累及背。少年患者可能导致永久性髋关节损害，甚至需要髋关节置换术。而腰骶痛或X线证实的骶髂关节炎相对比成年患者少。

儿童强直性脊柱炎的症状

儿童强直性脊柱炎是儿童常见的风湿性疾病，早期症状并不典型，可能出现下腰部、骶髂部、臀部、腿部的疼痛、僵硬，也可能出现发热、乏力、精神不振、无法久坐等症状，通常可分为局部症状和全身症状。

局部症状

早期儿童下腹部、双侧骶髂处可能出现间断性疼痛或发僵，严重时疼痛可放射至臀部和大腿处，通常在久坐或晨起后疼痛明显，但活动后症状可减轻。部分儿童可能出现半夜疼醒、无法平躺入睡或翻身的情况，日常生活中咳嗽、打喷嚏或剧烈活动后疼痛可加剧。若早期发现不及时，后期可出现双侧持续性疼痛，并伴有明显的关节畸形。

全身症状

少数儿童可能出现睡眠质量下降、萎靡不振、食欲下降、乏力、消瘦、注意力无法集中等症状，极少数儿童严重时可出现发热的症状。但临床上一般以局部症状为主，全身症状较为少见。

由于儿童的骨骼发育尚不完善，出现儿童强直性脊柱炎后，若无法及时治疗，会对日后的生长发育、正常生活产生一定影响，因此若儿童出现上述症状，应及时带儿童到医院进行检查，以确定病症并及时治疗。

中医对儿童强直性脊柱炎的认识

强直性脊柱炎以疼痛为主要表现，早期以实证为主，中期则以虚实相兼常见，晚期则以阴阳气血俱虚为主。

早期

①风寒湿痹。患者腰骶、脊背酸楚疼痛，痛连颈项，伴僵硬和沉重感，转侧不利，阴雨潮冷天加重，得温痛减，或伴双膝冷痛，或恶寒怕冷。舌质淡，苔薄白腻，脉沉迟。

②热痹。患者腰骶、脊背、髋部酸痛，僵硬，活动不利，或伴髋、膝等关节红肿疼痛。或见烦热、口苦、胸脘痞闷，小便黄赤。舌红苔黄腻，脉濡数。

中期

①阳虚寒湿型。腰骶、脊背、髋部隐隐作痛，酸软无力，有僵硬和沉重感，转侧不利，缠绵不愈，阴雨潮冷天加重，喜温喜按，遇劳更甚，卧则减轻，反复发作，面色白，舌质淡，脉沉迟无力。

②阳虚血瘀型。腰骶、脊背、髋部刺痛，痛有定处，日轻夜重，缠绵不愈。舌质暗紫，或有瘀斑，脉细涩。

③阴虚湿热型。腰骶、脊背、髋部隐隐作痛，酸软无力，缠绵不愈，心烦少寐，口干口苦，面色潮红，手足心热。舌红苔少，脉濡数或细数。

后期

①肝肾两虚型。患者腰骶部、脊背、颈部、髋部酸或疼痛势缓，喜按喜揉，或见关节强直变形，屈伸不利，或有四肢酸软乏力，肌肉萎缩，或有双目干涩疼痛，可伴消瘦、咽干口渴、头晕心悸、耳聋耳鸣、心烦失眠、面色潮红、手足心热、盗汗遗精。舌质红，苔少或薄黄，脉弦细数。

②肾阳亏虚型。关节屈伸不利，腰膝酸软无力，甚则弯腰驼背，形寒肢冷，关节冷痛，恶寒自汗。舌淡，苔白，脉沉弱。

③肾阴亏虚型。腰背疼痛日久不愈，筋脉拘急牵引，运动时加剧。腰膝酸软无力，关节变形，日轻夜重，口干心烦，低热乏力，头晕耳鸣，盗汗面赤。舌红少苔，脉细沉。

儿童为什么会得强直性脊柱炎

强直性脊柱炎常于青少年末期或成年初期起病，40岁以后发病者少见。目前关于强直性脊柱炎的发病机制尚无定论，但主要的研究方向为：

①遗传方面：广为人知的HLA-B27及其他非主要组织相容性复合体基因；

②细胞因子如TNF-α等；

③软骨及成骨细胞；

④病原体对强直性脊柱炎发病的作用。

强直性脊柱炎是一种具高度遗传性的疾病，有重要的数据证明HLA-B27直接参与了强直性脊柱炎的发病，一小部分B27阴性的强直性脊柱炎患者可以用强直性脊柱炎的遗传异质性来解释。强直性脊柱炎的易感性大部分是由遗传因素决定的。

儿童强直性脊柱炎如何饮食

儿童强直性脊柱炎应加强营养供给，目前虽无明确的证据表示营养缺乏与关节炎之间存在肯定的联系，但临床观察发现，营养缺乏可使某些关节炎加重，补充营养后症状好转，如维生素D缺乏可间接引起炎性关节的骨质疏松。关节炎患者可能既有营养缺乏，又有代谢异常。总的饮食原则是给予充足的糖、蛋白质、脂肪、矿物质及维生素。

从中医角度看，饮食需辨证给予，对症的食物即为宜食之品，不对症的食物即为忌食之物。如寒者，需服用温之品，如进食了寒性之物则为不宜。

食物与中药一样，有四气五味之分。食物依其食性，有温补、平补、清补三大类。

温补

常用食物有鸡、羊肉、牛奶、胡桃肉、桂圆肉、荔枝干、大枣、黑枣、橘子、栗子、桃子、石榴、红糖、蜂蜜、黄鳝、鲫鱼、海参、辣椒、大蒜、花椒、羊脊骨、猪脊骨等。

温补食物热量较高，有高糖、高蛋白或高胆固醇；有的能加速血液循环，加速新陈代谢，从而产生热的感觉，为冬天御寒所必需。

平补

常用食物有大米、小米、高粱、大麦、小麦、红薯、山药、土豆、毛豆、蚕豆、黄瓜、青菜、白菜、卷心菜、胡萝卜、猪肉、鸽子、兔肉、红豆、扁豆、青豆、菜豆、豇豆、白砂糖、苹果、橄榄、白果、鲜葡萄、莲子、花生、芝麻、葵花籽、南瓜籽、南瓜、丝瓜、鸡蛋、鹌鹑、青鱼、鳗鱼、鲈鱼、鲳鱼、鱿鱼、泥鳅、菜油、豆油、酱油等。以上食物性平和，或稍偏温或稍偏凉，是正常人或患者为维持健康和生命所必需的，只要没有过敏，有些食物可每天食用，有些可断续交替食用。

清补

常用食物有乌龟、黑鱼、鸭、海蜇、蛤肉、蟹、甘蔗、生梨、藕、荸荠、百合、银耳、西瓜、冬瓜、香瓜、绿豆、薏苡仁、茄子、番茄、萝卜、乌梅、青梅、金针菜、香椿、木耳、茭白等。以上食物性凉，久食清火，内热之体相宜，有些还能软化大便。但对其中海鲜过敏者，则不能食用。

强直性脊柱炎性低蛋白血症水肿者，必须补充高蛋白，如鸡、牛奶、鱼类、海参、虾等是可以吃的，橘子、胡桃、枣等果品也是可以吃的，或者与清补食品结合交替进食。

儿童强直性脊柱炎怎么治疗

中药热敷治疗

用加热的中药液敷于患处以治疗疾病的方法。将配制好的中药热敷液加热至60～70℃，用纱布垫充分浸润后，敷于患处，可用有加热效果的治疗仪覆盖于纱布垫之外，以保持其热度，还能起到双重治疗的效果，一般每次30～60分钟，每日1～2次。

中药液熏泡治疗

用加热的中药液来熏蒸、泡洗患处的方法。主要适用于手（足）指（趾）关节、膝、踝、腕、肘等外周关节。一般每次30～60分钟，每日1～2次。

脊柱部手法

患者俯卧位，视病情可适当在腹部垫枕头。

①按揉弹拨：从上背向腰骶部沿骶棘肌进行叠指、叠掌按揉治疗，用力由轻到重，再自上而下以腰骶部为重点进行弹拨，配以点按膀胱经穴，反复施之。

②平推振压：自上而下，背脊部用拇指平推，腰骶部取肘平推法，沿骶棘肌内侧束施行，然后有节奏地从背至腰骶进行弹性振压。

③擦脊温通：取介质少许，沿膀胱经及棘旁从上而下行小鱼际侧擦法，腰骶部、骶髂部以透热为佳。

髋部以下手法

①用掌根、肘部按揉法，拳背法及弹拨法疏松臀肌痉挛及粘连；在大腿后侧及髂胫束用掌根法。按揉法、掌平推小腿，点按委中、承山，拿小腿及跟腱。酌情施以下肢屈膝压腰或后伸压腰。

②仰卧位，适当在背部、颈部垫枕，点按气海、关元穴，揉摩腹部，按揉大腿前侧，弹拨股内收肌，摇髋关节，搓大腿。

儿童强直性脊柱炎怎么运动

床上伸展运动

早晨醒来后，患者采取仰卧位，双臂伸过头，向脚趾、手指方向伸展，然后放松，伸展双腿，足跟下伸，足背向膝方向屈，然后再放松。

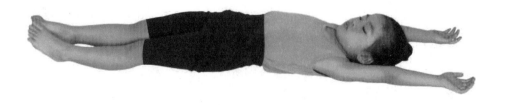

腹部运动

取仰卧位，将腿弯曲，双脚着地（可由家长辅助固定双脚），双臂伸直上抬并带动头和肩部慢慢抬高，直至双手触到双膝为止，坚持5秒，重复以上动作。目的在于伸张腹部肌肉，改善肌力，并保持躯干平直姿势。

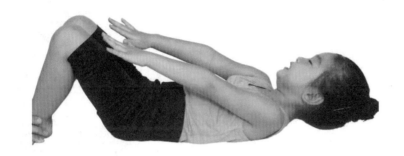

猫背运动

趴下，身体模仿猫的姿态，低头放松，直到拉伸至满意为止，抬头、提臀、塌背，重复以上动作。

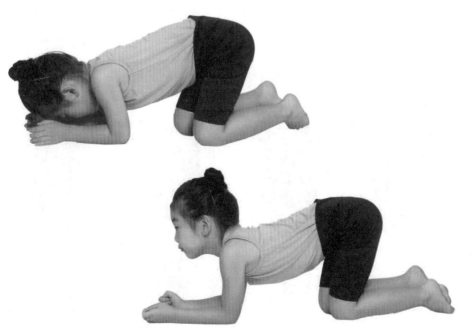

转体运动

平坐在椅子上，双手交叉放在肩部，头部
跟随身体向右转，臀部保持不动，目视右肘，
坚持5秒后复原。左侧同样做法。重复以上动
作5次。

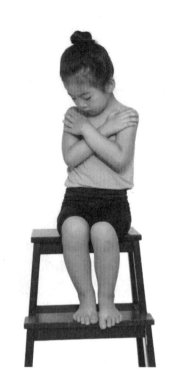

转颈运动

站立，头向右转或向左转，并注视同侧
肩部，再复原，每侧5次。同样也可采取颈前
屈，下颌尽量向胸靠，复原；仰头尽量向后，
复原。每个方向重复5次。

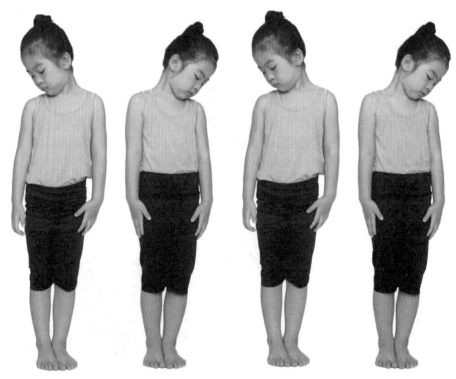

颈椎腰椎练习

双手叉腰，两腿分开，头部向左转或向右转，重复以上动作10次。

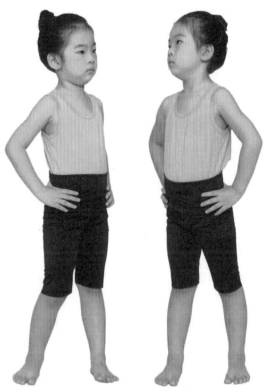

膝胸运动

平躺，一条腿屈膝，双手抱膝拉向胸前，然后回归原位，换另一腿做上述运动，重复2～3次，直至僵硬感消失为止。

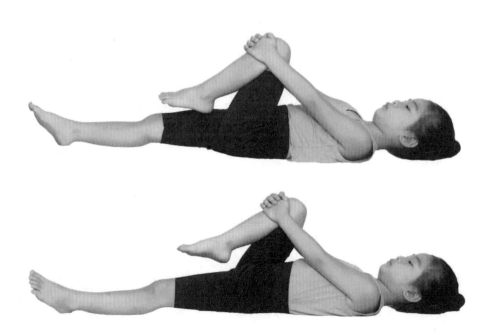

儿童强直性脊柱炎生活护理

在日常生活方面，要注意个人卫生，避免泌尿系统、呼吸系统、消化系统受感染。

避免长期居住在阴暗、潮湿的环境中，居住的房屋最好向阳、通风、干燥，保持室内空气新鲜。

睡硬板床，要平整，被褥轻暖干燥，常常洗晒。床铺不能安放在通风口，以防睡梦中着凉。

按季节和天气的变化来增减衣物。强直性脊柱炎患者一般都比较怕冷，喜欢穿暖和一些，但要避免穿得太多，以免捂得过于严实而出汗。天热出汗时要避免电风扇直接吹风，空调的温度宜在25～28℃。适当增加衣物，保护关节。

睡眠时不要贪凉。自汗严重的患者要常备干毛巾，出汗后要及时擦干，衣服汗湿应及时更换干燥衣服，避免受风。有盗汗者，除内服药外，可在睡前用五倍子粉加水调匀，敷于脐内。

平时洗脸洗手宜用温水。晚间洗脚，热水应能浸到小腿中部以上，时间在30分钟左右，以促进下肢血流通畅。

对于长期卧床者，应注意帮助经常更换体位，防止发生褥疮。

对于行走不便者，要注意防止跌扑，可适当使用拐杖，或桌椅位置安排得当，便于室内活动。

在厕所内适当地方装上把手，便于患者扶握，预防滑倒。

08 儿童脊柱损伤

儿童脊柱受到损伤后，通常会有相应的神经受损症状。如颈部脊柱受损，表现为吞咽困难、呛咳、声音嘶哑、双上肢活动受限、麻木、感觉消失等；如腰骶部受损，可出现双下肢活动受限、麻木、感觉障碍或大小便失禁；如胸椎骨受损，可出现呼吸时疼痛、呼吸困难等；另一种是脊柱侧弯，表现为行走时两条腿高低不一，一侧肩高，一侧肩低，坐的时候身体偏向一侧。

儿童脊柱损伤的常见原因

自身因素

儿童由于本身年龄较小，骨骼生长发育不成熟，很容易出现骨折。

环境因素

儿童在日常生活中，若遭遇交通事故、高空坠落、重物撞击腰背部等暴力外伤，容易造成胸、腰段脊柱骨折。

轴向压缩

因为生理后凸的存在，轴向压缩应力主要在胸椎段产生前侧屈曲负荷，在胸腰段主要产生相对垂直的压缩负荷，这将导致终板的破坏，进而导致椎体压缩。在作用力足够大的情况下，将会产生椎体爆裂骨折。

屈曲

屈曲暴力将会导致椎体、间盘前缘压缩，同时椎体后缘产生张应力，后侧韧带可能没有撕裂，但是可能会产生撕脱骨折。

侧方压缩

侧方压缩的作用机制类似于椎体前侧的压缩损伤，只不过作用于椎体的侧方。

儿童脊柱骨折怎么办

急救处理

脊柱骨折和脱位的恰当急救处理，对患者的预后有重要意义。在受伤现场就地检查，主要明确两点：

①脊柱损伤的部位。如病人清醒，可询问并触摸其脊柱疼痛部位；昏迷病人可触摸其脊柱后凸部位。

②观察伤员是高位四肢瘫还是下肢瘫，从而确定是颈椎损伤还是胸腰椎损伤，并依次选择搬运方式。

在搬运过程中，应使其脊柱保持平直，避免屈曲和扭转。可采用两人或数人在患者一侧，动作一致地平托头、胸、腰、臀、腿的平卧式搬运，或同时扶住患者肩、腰、髋部滚动，将患者移至担架上。

对颈椎损伤者，应由一人专门扶住头部或用沙袋固定住头部，以防颈椎转动。

用帆布担架抬运屈曲型骨折者时，患者应采用俯卧位。搬运用的担架应为木板担架，切忌用被单提拉两端或一人抬肩、另一人抬腿的搬运法，不但会增加病人的痛苦，还可能使脊椎移位加重，损伤脊髓。由于导致脊髓损伤的暴力往往巨大，在急救时应特别注意颅脑和重要脏器损伤、休克等的诊断并优先处理，维持呼吸道通畅及生命体征的稳定。

整复

根据脊柱损伤的不同类型和程度，选择恰当的复位方法。总的原则是逆损伤机制，并充分利用脊柱的稳定结构复位。屈曲型损伤应过伸位复位，过伸型损伤应屈曲位复位。在复位时应注意牵引力的作用方向和大小，防止骨折脱位加重或损伤脊髓。

固定

牵引结合体位可起到良好的固定作用。如颈椎屈曲型损伤用颅骨牵引结合头颈过伸位固定，过伸型损伤则需保持颈椎屈曲20°～30°；另外，头-胸支架、头颈胸石膏、颈围领等均适用于颈椎损伤。腰椎屈曲压缩性骨折腰部垫枕，使腰椎过伸，结合过伸位夹板支具等，能发挥复位和固定的双重作用。

功能锻炼

腰背部肌肉的主动收缩可促进骨折复位，防止肌肉僵硬萎缩及慢性腰背疼痛，有助于脊柱稳定。功能锻炼应遵循的原则包括：

①早期开始。即在损伤复位固定完成后，开始肢体肌肉、关节的主动运动和（或）被动运动。功能锻炼越早开始，恢复越早，越晚进行则功能恢复所需的时间越长。主动运动为主，被动运动为辅。

②循序渐进，从易到难。

③根据功能需要进行锻炼。不论对于神经系统，还是肌肉关节本身，只有进行该项功能所需的动作训练，才能达到康复的要求。这就要求制定恰当的功能康复的目标和计划，有针对性地进行康复训练。

④力量和耐力训练并重。肌肉力量的增长是通过锻炼逐步达到的，在具有一定肌肉力量的同时，还必须具备力量的持续性，即耐力，才能达到功能锻炼的目的。

儿童脊柱周围的软组织、肌肉损伤怎么办

脊柱软组织、肌肉损伤是生活中的常见多发性疾病，在临床上分为急性脊柱软组织损伤以及慢性脊柱软组织损伤。但不论是哪一种原因诱发的脊柱软组织损伤，都会导致患者产生剧烈的疼痛，对人体造成巨大的伤害，所以一定要重视治疗。如果脊柱软组织受到损伤，可以通过多休息、物理治疗以及按摩治疗等方式来缓解。

多多休息

在脊柱软组织损伤出现之后一定要重视休息，因为过度劳累是诱发脊柱软组织损伤最常见的原因之一，为了可以摆脱伤害，患者在康复期间要多多休息。但是在休息的时候绝对不能使用过软的床垫，否则容易对脊椎造成不良影响，所以为了保证治疗效果，睡硬板床才是最佳的选择。

进行物理治疗

如果脊柱软组织损伤已经严重影响到患者的正常生活，可以通过物理治疗的方法进行调节。物理治疗的优势在于可以直接刺激患处，使得患者可以快速摆脱伤害。物理治疗一般可以分为蜡疗、红外线照射、超短波及短波电疗、电兴奋疗法等。

按摩治疗

按摩是传统理疗手段之一，通过揉法、滚法、按法来放松肌肉、刺激痛点，使得原本堵塞的经络得到疏通。但是在操作过程中要注意姿势，避免刺激到受伤点，以免对患处造成二次伤害。

治愈脊柱软组织损伤并不是一天半天就可以做到的，所以很多人在治疗脊柱软组织损伤的时候都会产生疲倦感，但是这个时候绝对不能放弃，而应该坚持下去，才能真正摆脱伤害。如果经过一段时间的治疗依然无法改善病情，一定要进行相关的检查，调整治疗方案。